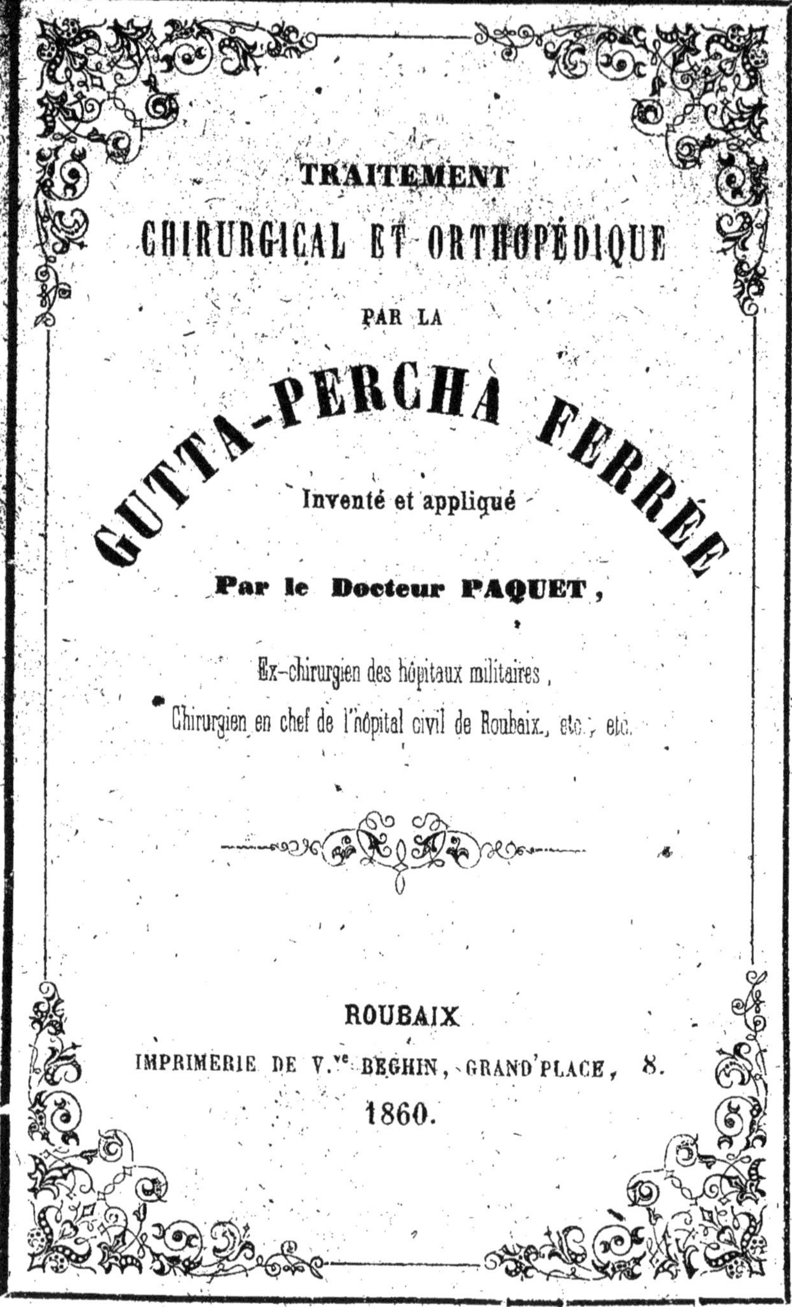

TRAITEMENT

CHIRURGICAL ET ORTHOPÉDIQUE

PAR LA

GUTTA-PERCHA FERRÉE

Inventé et appliqué

Par le Docteur PAQUET,

Ex-chirurgien des hôpitaux militaires,

Chirurgien en chef de l'hôpital civil de Roubaix, etc., etc.

ROUBAIX

IMPRIMERIE DE V.ve BEGHIN, GRAND'PLACE, 8.

1860.

PRÉFACE.

La connaissance des corps jouissant de propriétés peu connues, l'application des données scientifiques à la chirurgie, doivent faire modifier les moyens employés pour remédier aux souffrances de l'humanité. Faire l'historique de la chirurgie, tracer à grands traits les circonstances, les conditions, les causes des lésions serait entreprendre une œuvre trop bien remplie par les auteurs qui ont écrit sur les fractures, les luxations, l'orthopédie, etc.; aussi me bornerai-je dans ce travail à donner des procédés nouveaux de traitement des luxations et fractures reconnues et réduites, des déviations et difformités du corps, hernies et blessures en générale.

Les moyens nouveaux que je soumets à l'examen des chirurgiens, devront sans doute soulevèr les répugnances que rencontrent ordinairement les faits qui mettent obstacle à notre manière de voir et aux idées généralement admises; pour les surmonter, j'ai cité un grand nombre d'observations qui détruiront l'effet de l'incrédulité qui pourrait s'attacher à l'énoncé de mes assertions, et à leur invraisemblance. Le vrai peut quelquefois n'être pas vraisemblable, disait Boileau; aussi avons-nous eu soin de conserver les pièces moulées des affections pathologiques que nous avons eues à traiter, désirant nous mettre à l'abri d'un reproche qui peut tomber lourdement sur un nom peu connu dans la science et qui fronde en naissant les idées, les préceptes et les jugements des hommes les plus distingués dans les sciences appliquées à la chirurgie.

Nous ferons connaître l'influence de l'emploi des courants électriques sur les affections qui siégent dans les muscles, les nerfs, les ligaments sous l'influence de coups, d'efforts, de contusions, de déchirures des fibres, les contractures et paralysies de cause cérébrale ou spinale, suite de convulsions, etc......, le mode d'emploi de ces courants et la persistance de la guérison dans les surdités, le bégaiement, le mutisme, la cécité amaurotique, l'atrophie musculaire de naissance.

Ce manuel écrit par un médecin, dont la nombreuse clientèle dans une ville de quarante mille âmes, absorbe tout le temps, laissera sans doute de grandes lacunes; mais j'espère le compléter au fur et à mesure des observations que ma pratique me fournira et des réflexions que je pourrai rencontrer dans une sage critique que je désire dans l'intérêt de la science.

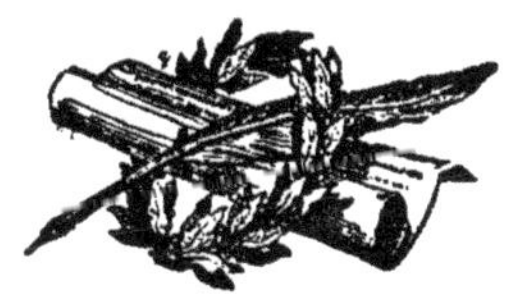

LA

GUTTA-PERCHA FERRÉE,

appliquée à la

CHIRURGIE ET A L'ORTHOPÉDIE.

Quand on a parcouru les ouvrages les plus savamment écrits sur la chirurgie et l'orthopédie, on trouve en les résumant : *Pour la chirurgie*, l'emploi des bandes, des compresses, des attelles, du carton, du cuir bouilli recouvert d'enduit, amidon, dextrine, plâtre, stuc, des appareils suspendus en fil de fer; *Pour l'orthopédie*, l'emploi du fer, de l'acier, etc...., recouverts, maintenus ou façonnés avec le cuir, les corps élastiques. En général, on voit que toutes les méthodes exigent presque toujours le repos de la partie lésée, étendu à des organes sains, repos souvent préjudiciable à la santé générale quand bien même il conviendrait au traitement de la lésion.

Le but que je me suis proposé c'est de rendre immobile la partie lésée, en conservant le plus de mouvements possibles dans les parties adjacentes, et ce but je l'ai atteint au moyen de l'emploi de la GUTTA-PERCHA FERRÉE.

Décrire les avantages de l'emploi de cette matière, le mode d'action, son application aux différentes lésions, tel sera l'objet de cet opuscule ; mais je ne me bornerai pas à ce fait, car pour remédier, par exemple, à certaines lésions, aux luxations anciennes, aux déviations de la taille, aux ankyloses plus ou moins fausses, il faut modifier les articulations et nous arrivons à ce résultat par l'emploi de l'électricité en courants induits sans désignation d'appareils qui rendent tous des services quand on s'est familiarisé à leur usage. La résistance qu'oppose la nature au rétablissement des surfaces articulaires, à la flexion des articulations du coude, du genou, est considérablement diminuée quand on fait passer des courants électriques dans les membres, soit d'une manière localisée en prenant pour point de contact le corps des nerfs et les ramifications, le corps des muscles, soit en faisant passer les courants par les deux membres supérieurs ou inférieurs. L'effort du chirurgien, pour fléchir ou redresser, doit être d'autant plus léger que la résistance volontaire est diminuée et que la contraction électrique des muscles qui agissent dans le même sens est plus excitée par le passage des courants : de plus, j'ai fait la remarque que la douleur est beaucoup moindre, et j'ai, par hasard, trouvé le moyen de faire cesser la sensation douloureuse produite par l'extension des parties, en faisant passer un courant continu dans les parties latérales de l'extrémité du membre sur lequel on a agi : un conducteur placé par exemple, pour le membre supérieur, sur le premier métacarpien, un autre conducteur placé sur le cinquième pendant quelques secondes ; et pour le membre inférieur, sur le premier et le cinquième métatarsien.

L'emploi des courants électriques favorise toutes les fonctions des membres; les courants continus augmentent la vitalité, la nutrition. Sous leur influence la peau rougit, les veines se gonflent, les artères battent plus fortement , la sensibilité se développe. L'appel du sang sous l'influence de l'excitation des nerfs, fait augmenter la force, le volume et la longueur des membres. (*Voyez l'Oservation n° 504* et *n° 466.*)

Les actions nerveuses se régularisent, deviennent plus soumises à la volonté : telle personne atteinte de mouvements involontaires et d'impossibilité de marcher en équilibre ou de saisir les objets, peut retrouver la liberté des mouvements et la force musculaire.

L'heureuse influence de l'emploi des courants d'induction se fait également sentir dans les diverses affections de la colonne vertébrale, lordoses, cyphoses, scholioses. En électrisant les muscles qui s'attachent aux vertèbres et aux parties adjacentes, on parvient à ranimer la vitalité et la force de contraction dans les muscles opposés aux courbures convexes et l'équilibre se rétablit peu à peu quand on peut faire accompagner le traitement que j'appellerai vital, du traitement mécanique par les appareils en Gutta-Percha Ferrée, moulés sur le corps : ces appareils soutiennent les organes lésés, rétablissent leur position normale et mettent les os dans des conditions favorables à la reconstitution de l'état normal.

Avantages de la Gutta-Percha Ferrée

La Gutta-Percha Ferrée est un composé plus dur que la Gutta du commerce; ce composé se ramollit plus promptement, et à un degré de température un peu moins élevé que la Gutta du commerce, *durcit plus vite, ne colle pas sur le membre*, contient un corps dont le contact est agréable à la peau, se laisse façonner de toutes manières et se maintient souvent par lui-même sans le secours d'aucun moyen étranger; d'autres fois, au moyen de bandes, ou mieux de manchons ou guêtres en peau de mouton, dites chamoisées et percées d'œillets. Ce corps est indestructible, et si l'on en faisait un grand usage, il procurerait une économie considérable, puisque pour le remettre à neuf, il suffit de le faire bouillir dans l'eau, dans une chaudière à double fonds, de laminer fin, étendre sur des cordes mouillées, et reprendre les plaques pour les réduire par une ébullition nouvelle aux épaisseurs exigées pour le service. Ce laminoir donne des produits de toute épaisseur, depuis la minceur du papier le plus fin, jusqu'aux plaques de plusieurs millimètres et plus dont on se sert pour maintenir les parties déviées ou déplacées par une cause violente, etc..... On emploie la Gutta fine dans le traitement des ulcères, des plaies contuses, des déchirures de la peau, en un mot, elle *remplace la charpie* dans les pansements à plat : elle a sur la charpie un très-grand avantage, ne colle pas sur les plaies, n'amène pas de tiraillement quand on panse les blessés, ne fermente pas, abrège le temps des chirurgiens, dérobe la plaie au contact de l'air, se façonne parfaitement à toutes les sinuosités de la partie blessée, se contourne sur les doigts pour former des doigts artificiels qui maintiennent parfaitement les parties déchirées ou brisées, etc., etc.

La dépense est minime, car la Gutta-Percha Ferrée, vu son *indestructibilité* peut être considérée comme faisant partie du mobilier de l'hôpital et la dépense est donc une fois faite, tandis qu'il n'en est pas de même de la charpie. Elle se laisse recouvrir d'onguents, etc......, pour répondre à la pensée des chirurgiens qui les croiraient nécessaires, bien que nous les ayons supprimés d'une manière presque complète dans les pansements de blessures par cause traumatique et quand il n'existe pas de cause virulente quelconque.

La Gutta-Percha Ferrée remplace les cataplasmes : maintient la chaleur et l'humidité de la partie qui en est recouverte et quand on lève la plaque, on trouve la peau dans l'état où elle se trouve après l'application d'un cataplasme de farine de lin. Cette application de la Gutta-Percha Ferrée, n'a pas l'inconvénient des cataplasmes qui se refroidissent; sont d'un poids gênant pour le blessé, etc., etc. Suppressions de la charpie, des coussins, des attelles, etc.

Économie de temps pour les chirurgiens qui agiront plus promptement, pour les blessés, dont les maladies se guériront plus rapidement.

Économie de souffrances, Économie d'argent : la dépense une fois faite pour l'achat de la matière, on fera sur le budget une diminution énorme au chapitre charpie, cataplasmes, onguents, etc.

Le chiffre des mouvements dans le compte-rendu des hôpitaux, sera plus considérable, l'air des salles sera plus pur, puisqu'il sera moins consommé par les blessés. En respirant dans les cours et jardins, ils donneront moins de miasmes, et ceux qui par leur position, sont condamnés à ne pas sortir du lit, en retireront un grand avantage. Disons en outre que les plaies recouvertes de Gutta-Percha Ferrée, dégagent moins d'odeur et que la suppuration est alors plus louable. On remarque dans les plaies récentes, la sécrétion d'une lymphe plastique qui recouvre toutes les solutions de continuité pendant le premier jour, et cette couche peut quelquefois s'organiser immédiatement si le travail réparateur de la nature n'est pas troublé par le contact d'un corps, qui laisse évaporer le fluide et s'attache à la plaie pour n'être enlevé qu'en déchirant ce nouveau derme. Cet effet n'a pas lieu quand la partie lésée est recouverte par une feuille même très-mince de Gutta-

Percha Ferrée, qui est complètement imperméable et conserve au corps son humidité et une douce chaleur. L'étude des lois physiques nous fait connaître que l'évaporation est la plus grande source de refroidissement du corps, et qu'en conservant au corps sa température normale, on modère son état d'irritation. Tel est le mode d'action des cataplasmes dits émollients et la plaque de Gutta-Percha Ferrée est alors un cataplasme continuel qui a l'avantage de ne pas refroidir.

Économie de temps, économie de souffrances, économie d'argent, voilà le grand problème dont je crois avoir donné la solution. Diminution du personnel, diminution des frais de pharmacie, possibilité de se *procurer en campagne*, toutes les pièces d'appareil, promptement et avec certitude de les avoir en bon état, puisque la Gutta-Percha Ferrée est inaltérable par l'humidité, les chocs, les pressions, est à l'abri de la fermentation, etc.....

Les conséquences sont faciles à en déduire :

1° Conservation à l'armée de soldats invalides dans l'ancienne méthode, valides à demi quand ils sont soumis à notre traitement.

2° Conservation des membres sacrifiés aux circonstances, faute de moyens suffisants et par conséquent diminution du nombre des invalides.

3° Possibilité de venir en aide aux blessés dans des circonstances critiques où le pouvoir des hommes les plus dévoués fait défaut, dans l'impérieuse nécessité où l'on se trouve de donner tous les secours à la fois; car pour notre traitement, après une grande bataille, on pourrait improviser des quasi-chirurgiens qui appliqueraient la Gutta-Percha Ferrée d'une manière suffisante pour procurer le transport des blessés dans une ambulance régulière ; on pourrait même placer dans les fourgons d'ambulance des appareils façonnés et prêts à être appliqués sur les membres blessés.

4° Diminution dans le temps de consolidation des fractures.

Des fractures du bras avec déplacement considérable et sortie des fragments osseux à travers les téguments ont été consolidées avant la cinquième semaine; un effort direct sur les deux parties de l'os fracturé ne produisait pas de flexion. *Observation n° 461.*

5° Au point de vue de la loi qui régit la médecine légale, *quiconque cause des dommages à autrui, est tenu de les réparer;* ne voit-on pas la différence qui existera pour l'inculpé, si l'on emploie ce mode de traitement? De plus, l'incapacité de travail qui résulte d'une blessure étant la base de la pénalité, cette pénalité devra donc être atténuée si, dans beaucoup de fractures qui réclament par les autres moyens un traitement de six semaines au moins, terme plus reculé que les vingt-un jours fixés par la loi pour l'augmentation de la pénalité, nous permettons l'usage du membre et par suite nous faisons cesser l'incapacité de travail qui devra reposer plutôt sur le mode de traitement que sur la nature de la lésion.

6° La supériorité des appareils en Gutta-Percha Ferrée est démontrée par ce seul fait : *la possibilité de mouvoir les membres fracturés;* de marcher sans inconvénient à l'aide de béquilles ou d'un appareil particulier que nous décrirons plus tard. Les observations n°s 14, 298, 453, prouvent à l'évidence le résultat heureux de ce traitement et son influence sur la longueur des membres après la guérison de la fracture des membres inférieurs, leur consolidation, etc., etc., et n'en déplaise au savant auteur d'un très-estimable ouvrage, Monsieur le professeur Malgaigne qui « taxe d'une haute » imprudence (Traité des fractures, page 265.) la déambulation » pour des fractures récentes, pour celles surtout où la tendance » au déplacement est telle qu'avec le repos complet on ne saurait » toujours la vaincre », je pense que la déambulation est très-souvent utile sous différents points de vue :

1° La déambulation allonge le membre qui pèse de tout son poids et sert à vaincre la puissance musculaire *quand l'appareil en Gutta-*

Percha Ferrée est appliqué, parce que le moule empêche le raccourcissement du membre exactement enfermé par une contention uniforme, contention qu'il faut bien distinguer de la compression :

2° La déambulation procure du soulagement au blessé, en le faisant sortir du lit où le corps se fatigue par un décubitus horizontal prolongé :

3° La déambulation rompt la monotonie de ses habitudes en lui procurant la distraction, l'air plus pur des cours ou jardins :

4° La déambulation offre l'immense avantage de pouvoir vider momentanément les salles de blessés, dont l'air empesté contribue à développer les affections scorbutiques, la pourriture d'hôpital :

5° La déambulation et l'emploi de nos appareils empêchent l'amaigrissement du membre fracturé et la raideur des articulations voisines de la partie fracturée.

Ce n'est donc pas pour éblouir les yeux, mais au point de vue d'une grande utilité thérapeutique qu'on doit employer la déambulation. Il est du reste peu important que le blessé fasse ou non usage de ses muscles pour le mouvement du membre, car notre bandage est une carapace analogue à celle qu'on retrouve dans l'examen anatomique de certains animaux, les crustacés, le hanneton, etc...., qui sont d'une force excessive eu égard à leur volume.

Je citerai un grand nombre de faits qui prouveront son avantage, et j'espère convaincre le savant chirurgien, dont l'opinion a tant de prix à mes yeux, que ce n'est point de la témérité d'employer la déambulation, quand on se sert de l'appareil en Gutta-Percha Ferrée; car nos appareils sont toujours exactement appliqués et suivent tous les changements qui ont lieu dans les membres blessés ; le mode facile d'application permet un pansement presque journalier et si la réapplication ne paraît pas exacte, il suffit de plonger l'appareil dans l'eau bouillante pour le réappliquer exactement.

En tenant compte de la forme des membres, on remarque que l'on peut les considérer quelquefois comme un assemblage de deux cônes opposés par le sommet. Il est facile de comprendre qu'un moule fait avec un corps qui se solidifie sous la tension produite par le chirurgien et son aide, doit conserver la position donnée. Quand cette disposition conique n'existe pas, les parties saillantes et rentrantes fournissent des points d'appui solides et doux à la Gutta qui résistent à la force de contraction des muscles tendant à faire raccourcir les os fracturés.

Quel est le mode d'action de la Gutta-Percha Ferrée.

La question est complexe :

D'abord la Gutta-Percha Ferrée est un corps dur, légèrement élastique, surtout quand les appareils ne sont pas circulaires. Sa composition chimique ne cède au corps aucun principe nuisible ; loin de là, le peroxide de fer qui entre dans sa composition est un corps dont l'absorption ne peut être que favorable, et nous avons remarqué que tous ceux qui portaient des appareils de cette matière prenaient de l'embonpoint et avaient le teint plus coloré. Je vois déjà l'argument : Mais êtes-vous bien sûr que le fer soit absorbé ? Êtes-vous bien certain que la quantité de fer contenue dans cette matière soit suffisante pour agir sur l'économie animale? Je ne résous point ces questions, mais j'ai constaté le fait, que d'autres pourront constater aussi. La peau, loin de perdre à son contact, devient lisse, unie, souple, et se modifie très-avantageusement. La possibilité de façonner lesappareils à la volonté des chirurgiens, lui donne la facilité de ménager les articulations et de favoriser l'étendue des mouvements. Les fonctions du corps loin d'être altérées par le repos inaccoutumé, le séjour au lit, sont au contraire favorisées par l'exercice, les travaux journaliers, les promenades, et pour un grand nombre, la cessation de travaux trop pénibles qui sont de nature à épuiser les forces plutôt qu'à les faire renaître.

Tel est le mode d'action de la Gutta-Percha Ferrée sur la peau et sur l'économie animale. L'adhésion des fragments osseux, due à la solidification d'un fluide qui est sécrété par les extrémités fracturées et le périoste, doit-être d'autant plus prompte et plus complète que la juxta position est aussi plus complète, plus exacte et moins dérangée.

Quel est le but que l'on cherche à atteindre par tous les appareils à fracture connus?

1° Coaptation exacte.

L'emploi de tous les moyens connus nécessite la réduction primordiale des parties fracturées et la position qu'on désire leur voir conserver. Quand cette position est obtenue, on cherche à maintenir exactement et voyons si l'on arrive à ce résultat : si nous en exceptons les fractures en rave qui se maintiennent d'elles mêmes quand la réduction est parfaite, nous trouvons que les os fracturés se dèsjoignent quand nous cessons l'application des moyens employés pour mettre les fragments dans leurs rapports normaux. Ils obéissent aux tractions musculaires et aux mouvements du corps, et malgré les bandages les plus serrés et les plus extensifs, mêmes les machines que l'art chirurgical a inventées, les fragments obliques s'éloignent et l'effet des mécaniques quand il est suffisant pour maintenir ne peut pas être soutenu longtemps, parce qu'il ne porte que sur certains points.

Il n'en est pas de même du traitement par la Gutta-Percha Ferrée, ce corps est mou quand il est appliqué et se conserve dans un état de mollesse suffisant, pour donner au chirurgien le temps de faire les tractions, ou coapter les fragments. Il est même inutile en beaucoup de cas, de faire une réduction qui fatigue le blessé, à moins que le déplacement ne soit par trop considérable, et alors il est encore superflu de tenter une réduction complète et la coaptation exacte avant l'application de la Gutta.

Prenons pour exemple la fracture de la jambe : une fracture complète des deux os de la jambe même avee désordres dans les tissus adjacents. Le chirurgien choisira deux aides, l'un maintiendra le blessé, l'autre fera sur le pied l'extension décrite dans les auteurs. Faut-il faire alors la coaptation exacte des fragments? Si par l'extension modérée on obtient ce résultat, je ne vois pas d'inconvénient à la tenter : mais s'il faut agir avec force, mieux vaut attendre l'application de notre bandage. Une feuille de Gutta-Percha Ferrée est préparée, ramollie, etc....., elle a en largeur la demie circonférence du membre fracturé, en longueur celle de la jambe et de la plante du pied. Cette feuille est placée sur une pièce de linge mouillée, mise au-dessous du membre fracturé, et quand les aides sont en position, le chirurgien ramène les bords latéraux de la pièce de linge contre la jambe et la feuille de Gutta-Percha est appliquée : pour la faire coapter parfaitement, le chirurgien roule promptement une bande autour de la jambe en serrant légèrement et quand ce bandage est fait, il commande aux aides de faire l'extension en ramenant le membre à sa position normale et pratique lui-même la coaptation.

Quand il est convaincu de la bonne position, il caresse doucement de la main son bandage qui est encore ductile et fait prendre à la plaque tous les contours et sinuosités du membre ; il attend deux à trois minutes, et la moitié de l'appareil est confectionnée. Quand ce moule postérieur est terminé, rien n'est plus facile que de le compléter. Les aides maintiennent sans aucun effort la direction du membre, une feuille de Gutta-Percha Ferrée est préparée et placée sur la partie antérieure de la jambe et la face dorsale du pied. Une bande roulée termine ce bandage, et un quart d'heure après, le blessé peut mouvoir son membre sans craindre aucun déplacement. Pourquoi? C'est que la Gutta-Percha Ferrée se moulant si exactement sur les parties qu'elle porte même la trace des poils et des pores de la peau, prend un *point d'appui général* sur les éminences et anfractuosités normales du membre : cet effort multiple sur de grandes surfaces ne chagrine pas la peau et les parties sous-jacentes, et suffit pour maintenir les fragments, en un mot atteindre le but qu'on se propose par l'emploi de tous les bandages connus.

Mais ce bandage ne comprime-t-il pas le membre fracturé ?

Qu'est-ce que la compression ? Quelles en sont les conséquences?

Il faut, je pense, diviser la question qui me paraît complexe, à cause de la valeur du mot.

Doit-on guérir une fracture sans comprimer, c'est-à-dire, sans appliquer circulairement un moyen de pression plus ou moins grand? Faut-il abandonner la fracture à elle-même ?

La solution n'est pas douteuse ; aucun bandage ne peut agir sans pression, puisque dans les bandages mêmes les moins étendus, le membre reposera sur un corps quelconque et il y aura dès lors une pression, et cette pression existe dans les appareils composés de coussins placés dans des gouttières en fil de fer suspendues, dans les appareils qui maintiennent le membre suspendu par des courroies, des lanières, un hamac, etc..., dans les appareils en plâtre, dans les appareils amidonnés, dextrinés; cette pression porte sur des points de contact plus ou moins multipliés. Une pression qui n'est pas uniforme, fatigue considérablement les parties qui sont pressées et fait gonfler les parties qui ne le sont pas. Cette fatigue locale retentit sur la vitalité des organes et vient nuire à l'état de santé du sujet; de plus, il doit arriver que le plus petit choc, le plus petit mouvement doit faire varier la position respective des fragments, et s'il n'en est pas ainsi, il est évident *que la pression doit être très-considérable en certains points*, si l' on obtient ce contrebalancement de l'action musculaire qui agit dans le sens de la longueur des os et tend à les raccourcir, si l'on empêche le basculement qui résulte du poids du pied ou de la main dans les fractures de la jambe ou de l'avant-bras. Il est impossible d'obtenir une bonne guérison des fractures sans le maintien le plus exact possible des fragments.

Quand la pression est uniforme, il y a des corps qui la rendent plus ou moins supportable et qui sont inaltérables dans leurs rapports, tandis que d'autres jouissent d'une certaine élasticité et permettent le maintien dans des conditions où d'autres seraient insuffisans Le plâtre, par exemple, est inaltérable dans la forme qu'il a prise, forme que l'on n'obtient pas à volonté, puisqu'elle dépend de son épaisseur, de son humidité, de la quantité d'eau employée, etc... Quand la forme est acquise elle doit rester telle qu'elle est et si l'on n'apporte pas une surveillance suffisante à son emploi, on est tout étonné de trouver un membre libre dont les fragments ne sont maintenus par aucun effort de latéralité, qu'on en juge les conséquences ! Le stuc est dans le même cas Il en est de même des appareils amidonnés, dextrinés, albuminés, collodion; disons cependant de ces appareils que le chirurgien peut les diviser dans toute leur longueur, non sans effort et sans difficultés, pour ne pas dire plus, et qu'alors ils présentent des boîtes qui remplissent assez-bien les conditions à désirer dans un bon bandage. J'en ai fait usage pendant longues années, j'en ai apprécié les avantages, mais je le déclare, un chirurgien qui aurait manié les appareils en Gutta-Percha Ferrée, ne pourra plus revenir aux autres moyens quand il aura à cœur l'intérêt des blessés et sa propre satisfaction.

Sûreté d'action, promptitude d'application, amovo-inamovibilité, mouvement général du corps en conservant la position des fragments ; voilà des avantages qui ne peuvent être obtenus par aucun procédé. La pression du membre par les appareils en Gutta-Percha Ferrée existe donc, mais voici dans quelles conditions :

Cette pression existe dans tous les points de la demi-circonférence du membre pour la première partie du bandage, par un corps dur légèrement élastique, parfaitement moulé sur les éminences et les anfractuosités. L'autre partie est comprimée par une bande roulée qui maintient le moule comme il a été confectionné. Cette pression uniforme empêche le croisement des fragments, parce que le moule refroidi ne peut pas revenir sur lui-même, et prend point d'appui sur les saillies et les creux. Cette pression uniforme existe même encore pendant le désenflement du membre, par l'élasticité naturelle du corps après son application, la bande exerçant un léger effort de latéralité. Quant à la seconde partie du moule elle vient compléter la compression uniforme, puisqu'elle vient s'appliquer sur la bande qui fait effort pour l'éloigner, double cause d'élasticité. Cette pression n'est pas douloureuse, elle est agréable à la peau, elle maintient bien et nous voyons que s'il y a pression, il n'y a pas de pression partielle, pouvant gêner la circulation.

Dans les fractures des deux os de l'avant-bras, où l'on désire conserver l'intervalle interosseux, on peut avec le bandage en Gutta-Percha Ferrée, conserver cet intervalle avec une convexité interosseuse comme cherchait à l'obtenir Desault avec les bouchons etc.... ; il suffit de placer un rouleau sur la Gutta avant de rouler la bande qui façonne le bandage ; je dis même que le résultat sera meilleur qu'avec les autres moyens employés dans ce but. Mais mieux vaut même dans ce cas, employer le bandage comme je l'ai décrit. J'ai traité un très-grand nombre de fractures des deux os de l'avant-bras et l'intervalle intérosseux a toujours été parfaitement conservé. Il suffit de ne pas serrer la bande et de passer légèrement la main sur la face palmaire de l'avant-bras quand on met un moule antérieur, ou sur la face dorsale quand on met un moule postérieur pour maintenir une légère convexité du coté du membre fracturé. La masse musculaire se trouvant légèrement pressée fait l'office de coussin, et conserve l'intervalle intérosseux sans aucun danger pour la circulation.

Veut-on une preuve évidente de l'absence de compression irrégulière des bandages en Gutta-Percha Ferrée? C'est l'absence de gonflement et d'œdème dans les parties du membre fracturé plus éloignés de la circulation, par exemple, la main pour le membre supérieur, le pied pour le membre inférieur. Peut-on en dire autant dans l'emploi des autres bandages? Cette pression est uniforme : aussi n'observons-nous jamais d'escarrhes sur les parties saillantes. Les parties même les plus exposées aux inconvénients de la pression dans les bandages ordinaires, le creux de l'aisselle par exemple dans les bandages pour fracture de la clavicule, sont parfaitement garanties dans notre bandage à fracture de la clavicule fait en Gutta-Percha Ferrée par le procédé décrit dans notre manuel.

On peut toujours diminuer la pression dans les parties que l'on veut ménager; il suffit de placer sur ces parties un corps quelconque une tranche de pomme, de carotte, ou mieux une partie de Gutta-Percha Ferrée façonnée suivant l'indication à remplir, etc..., façonné par le chirurgien quand on veut soulager une saillie osseuse, mais quand on est parvenu à acquérir un peu d'adresse dans l'application de la Gutta, il est très-facile de modifier le moule, en exposant pendant un instant à la flamme d'une bougie la partie que l'on veut modifier et, avec le doigt mouillé, déprimer la portion ramollie pour supprimer le contact de la Gutta avec la partie saillante.

Quand faut-il placer l'appareil ?

« Règle générale, dit M. Malgaigne, dans toute fracture avec » gonflement ou inflammation, il ne faut appliquer les appareils » contentifs, circulaires, que quand *tout péril a cessé.* »

Le savant professeur a sans doute en vue les appareils connus qui pour être appliqués exigent une pression locale. mais il n'en est pas de même des appareils qui ne sont plus circulaires et s'appliquent sur le membre sans aucune pression irrégulière. Ces appareils préservent par leur raideur de la pression nuisible les parties qu'ils recouvrent. Ils agissent, en outre, comme émolliens antiphlogistiques si l'on veut, ce que je démontrerai plus tard.

Il n'est d'ailleurs aucun moyen plus favorable pour faire cesser le gonflement et l'inflammation que la position normale des fragments, car leur déplacement dans les tissus adjacents forme épine et là comme ailleurs on trouve l'application du grand principe : *Ubi dolor ubi fluxus.* La congestion sanguine est prouvée par la compression des veines qui restent engorgées de sang et cette stase du sang est suffisamment démontrée par les diverses teintes que revêt le membre après un certain temps, ecchymôse dont l'effet s'étend quelquefois dans toute la longueur d'un membre sans qu'il en résulte aucun accident.

A quelle époque doit-on lever l'appareil ?

Il est certain que l'immobilité absolue des parties fracturées assure la consolidation du cal ; aussi tous les efforts des chirurgiens, doivent-ils concourir à ce but. Mais faut-il en conclure que la fracture une fois réduite, et le pansement fait, quelque soit l'appareil ou le bandage que l'on emploie, faut-il en conclure que la fracture ne doit pas être visitée, que le pansement ne doit pas avoir lieu? Je pense que le pansement doit-être fait fréquemment. En effet, que se passe-t-il dans une fracture? Des os sont réduits en fragments, le périoste est déchiré. Tous les tissus du corps vivant ont un moyen de réparation, c'est l'épanchement d'un suc propre au tissu divisé, probablement un dérivé de la fibrine du sang : ce fluide est versé à la surface des parties divisées et forme un corps intermédiaire qui plus tard s'organisera, et, recevant les sucs propres de l'organe, des dépôts calcaires pour les os, rétablira la jonction des organes. Ce fluide fourni directement par les extrémités divisées des os et du périoste s'épanchera à la circonférence, et sera d'autant moins contrarié dans son organisation qu'il sera au contact le plus direct des parties disjointes : de là l'importance d'une coaptation la plus exacte possible et la solidité plus grande du *cal* formé entre les parties osseuses au contact direct, et la promptitude de l'ossification. Si ces fluides doivent entourer les parties latérales, coagulables par leur nature, elle produiront encore l'adhérence, mais les parties directes n'étant pas au contact direct, les fluides ne seront pas à la surface directe de leur épanchement et dès lors ce ne sera qu'en transformant le périoste qu'ils pourront produire un cal latéral plus long à se former.

Nous pouvons comparer les os à la peau, pour nous rendre compte de ce qui se passe dans une division osseuse faite par fracture ou par section. Si les lèvres d'une division de la peau sont affrontées d'une manière parfaite, la réunion est prompte et l'on obtient une réunion dite par première intention. Si les bords de la peau se recouvrent, l'adhérence se fait encore mais d'une manière plus lente et moins solide. La lymphe épanchée modifie la partie saine du derme, un état particulier d'adhésion s'établit et la réunion a lieu même assez promptement si la peau a pu avoir quelques points de contact dans les bords de sa division. il en est de même des lèvres dont les divisions, dans l'opération du bec de lièvre, ont été mal rejointes; il est en de même des muscles.

En général la réunion des tissus est d'autant plus prompte et plus solide que les bords séparés sont mis au contact le plus direct. Le chirurgien ne doit donc pas perdre ce principe de vue. quand il a des fractures à soigner; il obtiendra bien rarement ce résultat par un pansement primordial fait pour tous le temps de la fracture.

Faut-il s'abstenir des pansements presque journaliers ?

Pour résoudre ce problème, il faudrait passer en revue toutes les fractures, examiner tous les appareils, en discuter la valeur, etc. .. mais comme je n'ai en vue que l'emploi du bandage en Gutta Percha Ferrée, je vais poser quelques principes :

1° Fractures des os courts.

Il est important de panser souvent les fractures des os courts : souvent ces fractures ont produit de graves désordres et il est important de les visiter. Du reste les lotions faites sur le membre sont très favorables à la guérison, rafraichissent la partie lésée, sont agréables au blessé et les pansements fréquents ne font courir aucun danger, n'ont aucun inconvénient.

Nous rangerons dans cette catégorie la fracture des os du carpe, du métacarpe, des phalanges, du tarse, du métatarse, etc.., en exceptant les fractures des vertèbres. Ces fractures, souvent produites par l'action directe des machines qui écrasent, broient ces tissus, exigent des pansements fréquents, même deux fois le jour dans les premiers temps de l'accident, souvent pendant quinze ours. Par ces moyens on peut conserver des membres dont on juge tout d'abord la perte inévitable. (*Voyez Observations, N° 209, 527.* Ces fractures comminutives des os courts peuvent se guérir complètement dans un temps normal, les six semaines accordées pour la guérison des fractures, malgré le broiement des chairs la perte de la peau et le depôt des matières étrangères, laine, coton, fil, que le chirurgien doit avoir le soin de retirer avec beaucoup de précautions, car il vaut mieux, être accusé de lenteur dans le premiér pansement et retirer tous les corps étrangers qui peuvent se trouver entre les parties des os divisés.

2° Fractures des os longs.

Les fractures des os longs sont de différentes nature :

(A.) Fractures simples. Quand le membre fracturé ne présente à l'arrivée du chirurgien aucun gonflement, que la coaptation des fragments peut se faire exactement, que la puissance musculaire qui agit dans le sens de la longueur des os rencontre un arc-boutant dans la forme des fragments, tous les appareils rendront de bons services, et les appareils inamovibles pourront peut-être trouver leur application immédiate et immuable. Je dis peut-être, car tout membre qui a perdu son mouvement maigrit et il pourra se faire alors que la boîte artificielle formée par l'etoupade de Larrey, la colle forte, l'amidon, la dextrine, le plâtre, le collodion et tous les vernis possibles appliqués circulairement, jouera autour du membre et n'exercera plus aucune pression de latéralité pour empêcher, sinon le chevauchement, au moins le mouvement des fragments, et cette boîte n'agira tout au plus que comme bandage légèrement extenseur par les points d'appui qu'elle aura conservés sur les saillies des membres.

Si comme le font plusieurs praticiens ont fait la section de ces boîtes, alors évidemment c'est dans le but de panser les fractures, et si on remplace cette méthode, on déroge au principe de l'immobilité absolue et l'on rentre dans la catégorie des chirurgiens qui pansent même leurs fractures simples

Quand la fracture même sans esquilles est accompagnée d'un grand désordre dans les chairs et les téguments, doit-on appliquer un bandage inamovible absolu et le faire immédiatement ? Peu de chirurgiens oseraient suivre cette méthode et pour le faire, il faudrait des motifs que nous ne trouvons pas dans l'état actuel de la science. Il faudra donc panser cette fracture.

(B.) Fractures comminutives. Les fractures comminutives sont très-souvent accompagnées de graves désordres et il n'est pas douteux que les pansements fréquents ne soient nécessaires.

Voyons maintenant les motifs qui pourraient empêcher les pansements fréquents.

Le chirurgien appelé à donner des soins à un blessé atteint de fracture, est rarement à portée d'arriver immédiatement après l'accident. Il trouve alors un gonflement plus ou moins considérable qui l'empêche de juger parfaitement de la fracture. Il réduit les fragments plus ou moins complètement, met le membre dans une bonne position, maintient par un bandage amovible et attend le désenflement des parties. Les pansements subséquents n'ont aucun inconvénient pour les fragments si le blessé est maintenu convenablement. Le chirurgien suit les progrès de la blessure et les indications qui se produisent, et l'application du bandage en Gutta-Percha Ferrée qui durcit immédiatement est si prompte et si facile que le pansement n'est pas une charge pour celui qui le pratique. Je comprends qu'il n'en est pas de même de l'étoupade de Larrey qui ne durcit pas à l'instant même, de l'appareil amidonné qui demande plusieurs jours à sécher, de l'appareil dextriné qui présente, de plus, l'inconvénient de coûter cher par l'alcool ou l'eau-de-vie consommé, du plâtre qui salit les mains et change les chirurgiens en maçon, du collodion, dont le prix est élevé. Si l'on a objecté à la méthode des pansements fréquents de nuire à la formation du cal, ce n'est pas la méthode des pansements fréquents qu'il faut accuser, c'est le vice des appareils. En effet, comment maintenir convenablement les extrémités fracturées et les membres, quand on emploie des appareils qui ne durcissent que lentement? Peut-on maintenir par des aides, les membres dans un état presque normal pendant un temps si long. ? C'est impossible.

Quand on emploie le bandage en Gutta-Percha Ferrée, le pansement est fait en quelques minutes, il est dès-lors possible de faire maintenir pendant ce temps le membre dans une position convenable sans déplacement et sans douleur, et le résultat prouve que cette méthode est bonne puisque dans l'observation n° 461, la consolidation à la cinquième semaine était suffisante pour permettre un effort puissant, exercé par un de mes confrères, sur les deux extrémités de l'humérus fracturé complètement, et dont les fragments croisaient de sept centimètres avant la réduction.

Nous concluons que les fractures doivent être pansées d'une manière fréquente quand on emploie le bandage en Gutta-Percha Ferrée, que ces pansements fréquents sont agréables aux blessés et que la consolidation des fractures n'en est nullement entravée. Mais si cette proposition rencontre de l'opposition, nous dirons aux chirurgiens qui ne sont pas de notre avis : le bandage en Gutta-Percha Ferrée, mieux qu'aucun autre procure l'immobilité absolue que vous désirez.

On voit dans l'observation n° 455 une fracture communitive de la jambe droite avec grand nombre d'esquilles, broiement des tissus dans les trois quarts de l'étendue du membre : au dix-septième jour on vide la poche, on retire le sang caillée, les esquilles à l'exception d'une longue portion du tibia que l'on conserve pour maintenir l'écartement des fragments, le blessé est pansé tous les jours, le moule en Gutta-Percha Ferrée composé de deux pièces, l'une antérieure et l'autre postérieure est levé tous les jours, le membre est lotionné à l'eau chlorurée. Le blessé peut sortir de sa demeure par la déambulation et la guérison est tellement complète que les deux membres abdominaux sont aujourd'hui de la même longueur.

En admettant tous les avantages que nous donnons à notre bandage, des chirurgiens diront peut-être : n'empêchez-vous pas les fonctions de la peau par l'application immédiate d'un corps imperméable? La sueur pourra-t-elle s'échapper? Et dans ces circonstances ne favoriserez-vous pas l'inflammation?

Les fonctions de la peau ont lieu en dépit de tous les corps dont on pourrait recouvrir la surface de cet organe, puisque la peau rejette après un certain temps des corps tellement adhérents qu'ils semblaient faire corps avec elle, surtout quand ils sont imperméables.

La transpiration insensible n'est point gênée, puisque la levée d'un appareil nous montre la peau douce, humide, onctueuse, grasse au toucher, et dans les conditions que nous désirons obtenir par l'emploi des cataplasmes de farine de lin. Loin de produire l'inflammation, un corps qui fait naître cet état, est donc éminemment antiphlogistique. Ce bain continuel est peut-être favorable à la guérison.

Si la peau secrète des acides, l'*acide tactique* par exemple, ne se forme-t-il pas avec le peroxide de fer un lactate de fer soluble que les pores de la peau absorbent et reportent dans la circulation? Nous avons constaté un fait qui trouve peut-être son explication dans ce que nous venons d'exposer, c'est que les appareils qui restent longtemps au même contact deviennent plus grisâtres et plus fragiles. Je laisse aux hommes plus éclairés d'en trouver la véritable cause mais je ne puis passer sous silence cette observation que tous ceux qui *font usage des appareils en Gutta-Percha Ferrée prennent plus de couleur, plus d'embonpoint et jouissent d'une meilleure santé.* Quant à une légère odeur ammoniacale, elle provient de la fermentation de la matière séparée de la peau par l'acide secrété et cette odeur n'existe pas, quand on a soin de suivre le conseil que nous donnons de lotionner les appareils et la peau des membres avec une eau légèrement chlorurée par l'addition d'une petite quantité de solution de chlorure de chaux, corps sans valeur et qui concourt peut-être aussi à la solidification prompte des fractures.

ORTHOPÉDIE.

Ce mot dérive du grec et signifie *enfant droit* : mais il a été étendu à tous les redressements des déviations du corps et au maintien des parties déplacées, sans distinction d'âge.

Il est difficile de tracer les limites de l'orthopédie et de la chirurgie et nous pensons même que ces sciences doivent se confondre. En effet, le chirurgien constate une affection des os qui entraîne le déplacement d'une articulation, il devra faire usage des principes de son art en faisant la section des tendons, etc., puis s'en remettre au talent d'un orthopédiste pour confectionner des machines plus ou moins parfaites et répondant souvent à la pensée d'une manière incomplète. S'agit-il d'une ankilôse, alors l'embarras devient encore plus grand.

Nous offrons aux chirurgiens dans la Gutta-Percha Ferrée un moyen de confectionner eux-mêmes toutes les machines de redressement possibles, et ce corps répondra à l'instant même à l'intelligence de celui qui le mettra en œuvre.

Quand la section d'un tendon est faite, un moule maintient la partie dans la position désirée par l'opérateur, aussi comptera-t-on des succès plus nombreux et achetés par moins de soins de peines et de dépenses. Il est même facile de faire l'appareil sur le membre d'une personne de même taille.

Si nous envisageons les déviations quelconques qui ne font que naître, nous trouvons un moyen précieux de les arrêter à leur début en faisant concourir tous les moyens hygiéniques et médicaux et pour ne citer qu'un fait nous dirons que nos appareils pour la déviation de la taille sont d'une simplicité si grande que leur usage, loin d'être une charge pour ceux qui en ont besoin, est recherché par eux. Tous disent qu'ils se trouvent tellement à l'aise avec ces appareils qu'il leur est pénible de s'en priver. Nous verrons plus tard leur mode de confection.

Nous ferons aux appareils en acier le reproche que nous adressons à tous les moyens chirurgicaux destinés aux fractures qui ne portent que sur des points isolés et qui ne sont point moulés sur le corps. Veut-on maintenir une déviation du pied sur la jambe, on emploie des tiges en fer, des courroies, corps qui ne supportent le poids du corps que sur des points isolés ou qui n'empêchent la déviation que par une pression en un point donné. Qu'on examine les individus qui sont assujettis à faire usage de ces machines et l'on pourra voir sur leurs membres les traces de la pression des courroies ou des points d'appui. Toutes ces machines ont un autre inconvénient, c'est d'être lourdes et fatigantes. Dans les appareils en Gutta-Percha Ferrée, on ne retrouve pas ces inconvénients.

S'agit-il de redresser une légère déviation de l'articulation tibio-astragalienne, on fait sur le sujet un demi-pied postérieur en Gutta-Percha Ferrée, on place sur la peau un léger bas de coton ou de soie, et on maintient ce demi-pied par un bas lacé en peau ou par une bande en toile ou en calicot. Quand cet appareil se brise on recommence l'opération qui dure à peine trois minutes et pour ne pas laisser le blessé dans l'embarras, nous avons l'habitude de mouler deux appareils pour en laisser un disponible. L'application de ces appareils est tellement facile que les personnes qui en font usage peuvent les mettre, les ôter et se suffire à elles-mêmes. Cet avantage est très-grand quand on considère les soins hygiéniques que réclament les blessés qui font usage de l'orthopédie et qui paraissent aux yeux des médecins distingués si importants, qu'ils préfèrent voir renoncer à l'usage des appareils orthopédiques plutôt qu'aux moyens hygiéniques.

Parmi les moyens hygiéniques que je ne passerai pas en revue dans cet opuscule, il en est un qui mérite d'être noté : ce sont les lotions faites avec l'eau chlorurée par le chlorure de chaux. C'est, en quelque sorte une obligation que j'impose à ceux qui font usage des appareils en Gutta-Percha : cette eau rafraîchit la peau, empêche les éraillures, les éruptions, etc., et a l'avantage d'empêcher l'odeur qui pourrait résulter de la fermentation des secrétions du derme. Sous son influence on voit la peau devenir lisse, unie et s'améliorer promptement, même quand elle est recouverte de plaies, dartres, teignes, etc..., et qu'elle est garantie de l'action de l'air par la Gutta-Percha Ferrée. Nous avons fait remarquer que nos appareils orthopédiques loin de nuire à la santé des individus contribuent au contraire à produire promptement une grande amélioration. Dans les déviations de la taille le teint se colore, l'appétit augmente, la lassitude cesse. Ce résultat est probablement dû à une hématose plns complète, car la poitrine prend un plns grand développement dans les inspirations. Il tient peut-être plus encore à ce que nos appareils, en tendant à redresser la colonne vertébrale, mettent la moëlle épinière plus à l'aise dans son conduit vertébral, et par suite, favorisent l'exercice de toutes les fonctions organiques. Sous l'influence des courants d'induction, l'action de la moëlle est augmentée et régularisée.

Quand une déviation de la colonne vertébrale a lieu, la moëlle est plus ou moins gênée dans son conduit : si la lésion osseuse est ancienne il peut se faire que le cordon médullaire se dévie, et trouve un abri dans une partie latérale qui a fourni un peu de place; dès-lors sa compression est moins forte et ses fonctions peuvent encore s'exercer; si la courbure de l'épine dorsale se fait sur un arc de cercle très-étendu, la moëlle suit ce contour et n'en éprouve que peu de gêne. Si au contraire la lésion des vertèbres est telle qu'elles sont en quelque sorte luxées, alors la compression est plus forte et peut-être portée assez loin pour entraîner la paralysie complète des membres inférieurs et même supérieurs, suivant l'endroit comprimé. (*Voir les observations n° 505 et 454.*)

On remarque en général, dans les déviations de la colonne vertébrale, que les muscles qui reçoivent les nerfs émanés de la partie de la moëlle en rapport avec la concavité de l'épine dorsale, sont moins sensibles à la douleur et à l'excitation électrique ; ils reçoivent l'action de courants plus forts sans que le patient traduise leur effet par des plaintes qui ont lieu à l'instant si on porte les conducteurs sur les mêmes muscles qui reçoivent les nerfs de la convexité de la moëlle.

Ce fait s'explique facilement, il me semble par la compression des nerfs à la sortie des trous sacrés qui dans les déviations diminuent de volume du côté concave de la colonne vertébrale.

Pour remédier à ces déviations, des chirurgiens ont conseillé et pratiqué la section des tendons des muscles logés dans les gouttières vertébrales, leur but a été de rendre plus de forces aux muscles antagonistes en supprimant la traction, inerte en quelque sorte, des muscles de la convexité.

Je pense que les courants électriques convenablement employés doivent avoir un meilleur résultat. En électrisant les muscles de la concavité, on ranime la vie dans ces muscles, leur contraction a pour effet direct l'attraction des points d'attache de ces muscles et cette action constante favorisée par des courants employés tous les jours est de nature à remédier à la déviation. Que les faits soit d'accord avec la théorie, les observations n° 562, n° 564, etc., le prouvent à l'évidence.

On voit dans les muscles de la colonne vertébrale la même action que dans les muscles des membres. Dans les rétractions des membres supérieurs, inférieurs, etc., on fait cesser la tension musculaire par des courants électriques soit continues, soit localisées. pendant que l'on soumet les membres à une tension graduée mais qui ne va pas jusqu'à la douleur. Ces courants continus ont pour effet de relâcher les muscles qui concourent à la traction vicieuse des membres et quand on est parvenu à vaincre la résistance musculaire anormale, les ligaments cèdent plus facilement, et nous conservons la position acquise, par l'emploi d'un moule en Gutta-Percha Ferrée.

S'agit-il d'une déviation de l'articulation tibio-astragalienne, quelque soit sa forme, nous faisons prendre à l'individu un bain de pied électrique d'une demi-heure environ en plongeant chaque pied dans un bassin qui se trouve en communication avec chaque conducteur d'un appareil d'induction et en modérant la charge suivant le tempéramment, l'âge et la sensibilité propre de l'individu. Après ce bain, les parties se laissent manier facilement et se maintiennent dans la position requise dans le cas chirurgical, au moyen d'un moule en Gutta-Percha Ferrée. Le lendemain on recommence le même traitement et l'on obtient des allongements assez considérable sans avoir recours aux sections de tendons. Je suis loin de les blâmer, car faites convenablement elles sont innocentes, et remédient aux grandes déviations en abrégeant un traitement qui dans certains cas extrêmes pourrait être insuffisant. J'ai pratiqué des sections de tendons depuis le mois de janvier 1840 et je n'ai jamais éprouvé d'accidents à la suite des sections. Quand au mode que j'emploie, je vais le décrire en passant, car il est tellement simple que je pense que mes lecteurs me sauront gré de l'avoir fait connaître. Prenons par exemple, les tendons fléchisseurs des doigts : je me sers d'un instrument qui a toujours la même forme et ne varie que par l'étendue du tranchant : c'est un scalpel ou bistouri dont on a usé les trois quarts du tranchant, en ne laissant qu'une portion de douze millimètres environ vers sa pointe, terminée par un tranchant convexe, et dont l'extrémité assez épaisse coupe des deux côtés et se termine par une pointe plus tranchante qu'acérée.

Quand il s'agit de faire la section du tendon, je fais mettre par un aide la partie dans une tension exagérée après avoir séparé, avec les doigts de la main qui ne tient pas l'instrument, le tendon de ses parties environnantes et je plonge à plat sous le tendon mon tenotorme de manière à ce que le plat de l'instrument touche les parties du tendon opposées aux téguments, jusqu'à ce que le tranchant soit entièrement renfermé dans le membre ; alors je retourne le tranchant sur le tendon, et avec le pouce je presse le tendon porté dans l'extension complète sur le tranchant du tenotorme, un léger cri se fait entendre et la section est opérée. Si par hasard quelque partie avait échappé, on s'en assure en tendant le membre avant de retirer l'instrument et on termine leur division. Pour retirer l'instrument, on le replace dans sa position première et on le fait sortir sur son plat. La piqûre faite à la peau est insignifiante et n'a pas l'étendue d'une piqûre faite pour une saignée. Aussitôt l'instrument retiré, on appuie le pouce sur la plaie pour maintenir une légère pression. Si quelques bulles d'air se sont introduites dans l'opération, ce qui est excessivement rare, on les fait sortir par une légère pression et je pense que ce fait a peu d'importance, car je n'en ai jamais vu dans ma pratique résulter aucun inconvénient, ce qu'il importe, je crois d'éviter, c'est de blesser quelques vaisseaux qui pourrait donner du sang et l'on évite cet inconvénient en introduisant le ténotorme à plat, ne lui faisant exécuter aucun mouvement dans l'intérieur des tissus pour diviser le tendon, et en ayant soin de faire la section en appuyant avec le pouce. Il est possible que ces procédés aient été décrits avant que je n'en aie fait usage et je n'ai pas la prétention de les donner comme nouveaux : mes grandes occupations pratiques ne me permettent pas de prendre connaissance de tous les écrits : c'est un résultat que je consigne dans l'intérêt des praticiens sans vouloir nuire en aucune manière à ceux qui voudraient en réclamer la priorité. Je résume : je pratique la section des tendons par un instrument qui ne coupe que dans l'étendue qu'on doit introduire dans le membre de manière à ce que l'ouverture de la peau soit, pendant la section du tendon, au contact d'un instrument mousse et sans faire faire de mouvements au tranchant, mais par la pression du pouce sur le tendon à diviser. Après la section faite, le membre est maintenu par un appareil en Gutta-Perché Ferrée : il m'arrive souvent de négliger la plaie de la peau car les lèvres de cette petite plaie se resserrent naturellement comme dans la saignée et se resserrement est encore favorisé par la tension du membre, du reste on peut y appliquer un petit carré de taffetas gélatiné. On voit les deux bouts du tendon divisé, s'éloigner à une distance considérable, plus de cinq centimètres dans certains cas. *Voyez l'observation n° 519.* Un fluide s'écoule dans l'intervalle et s'organise de manière, que quinze jours après, on sent un tendon de nouvelle organisation plus volumineux que le tendon divisé et prenant une force considérable pour permettre les mouvements. Quaud les tendons les plus importants ont été divisés, il me paraît souvent inutile de multiplier les sections, car sous l'influence des moules en Gutta-Percha Ferrée et des électrisations, on obtient l'allongement des brides fibreuses, des ligaments et même des muscles qui peuvent encore

5

résister à la position normale. L'extension des muscles ou des tendons peut même être poussée fort loin. Mais ce résultat qu'on achète par un traitement long et fatigant peut être plus promptement obtenu par la section.

Il ne faut jamais craindre qu'une articulation même complètement détruite dont les rapports sont tout-à-fait changés ne puisse pas reprendre sa forme, ainsi nous voyons dans *l'observation n° 172*, l'astragale complètement sortie de sa cavité tibio-péronéenne reprendre sa place un peu à la fois : toutes les articulations se forment et se déforment sous les influences de pressions soit naturelles, soit artificielles : *observation n° 466*. L'articulation radio-carpienne était entièrement effacée par la position de la main dans une supination tellement exagérée, que la main se trouvait de nouveau en pronation avec un tour complet, par suite d'une paralysie de naissance, et dont le radius contournait complètement le cubitus ; cette articulation radio-carpienne s'est réformée et a été assez profonde pour exiger un effort pour produire la luxation après un traitement de neuf mois environ. Dans ce cas particulier, les os eux-mêmes se sont allongés au point de voir le membre qui avait 28 centimètres de longueur le 9 octobre 1856, en mesurer 39 le 3 juillet 1857, et 46 le 9 octobre 1857. Le même développement eût lieu dans les muscles, les nerfs, les artères, les veines, les os, etc... J'appuie sur ce fait, parce que des praticiens distingués ont établi que les articulations déplacées complètement, qui avaient perdu le droit domicile ne pouvaient plus le retrouver. Il en est des articulations comme de toutes les autres parties du corps : une artère qui bât contre un os, creuse l'os; un ligament qui presse et frotte contre un os, un cartillage creuse l'os, et le cartillage; un os sorti de sa cavité y rentre, ou la reforme si le chirurgien parvient à trouver un moyen de le maintenir au contact pendant un temps suffisamment long : c'est encore là un des avantages des moules en Gutta-Percha Ferrée.

Il est bon de noter ici *que pour produire cette action* on ne détermine pas de douleur parce qu'il n'y a pas de compression partielle, que toutes les parties partagent la pression et que dans beaucoup de cas, dans les déviations des membres inférieurs, la marche vient en aide pour corriger les déviations.

Le membre ne pouvant pas céder dans les pressions à cause de la forme du moule, toutes les extensions produites par ces différents mouvements sont à l'avantage du redressement. Les muscles constamment tendus se relâchent et s'allongent, les autres muscles constamment relâchés se raccourcissent et reprennent leur contraction. Quant aux ankilôses des articulations qui accompagnent souvent les déviations, nous leur opposons les courants électriques, les mouvements articulaires et l'action permanente de pression des moules *ad-hoc*. Pendant l'électrisation on peut produire des mouvements articulaires dans des ankilôses qui ne sont pas accompagnées de soûdure des os, sans provoquer de grandes douleurs et en ne faisant qu'un effort musculaire très-restreint. L'électrisation doit avoir lieu de manière à faire tendre les muscles qui peuvent produire le mouvement contraire parce que la contraction électrique cessant, on peut profiter du repos des muscles pour agir dans un sens opposé à celui que le chirurgien veut obtenir, ou le même mouvement selon les circonstances ; ainsi par exemple, pour faire étendre le genou de force, il faut électriser les muscles demi-tendineux, demi-membraneux, etc..., du reste les connaissances anatomiques peuvent être suppléées par un peu de pratique, car on voit et on sent avec les doigts les tendons qui sont rétractés et qui résistent et il est bien facile d'agir sur les corps des muscles auxquels ils appartiennent. L'électrisation continue a pour effet de produire la sensation de l'érethysme musculaire et de la tension volontaire. S'il s'agit de fléchir une articulation ankilôsée il est préférable d'électriser les muscles qui normalement produisent le mouvement de flexion, ils viennent en aide au chirurgien qui devra dès-lors dépenser une force moindre pour arriver au résultat. Les électrisations ont pour premier effet, d'empêcher l'inflammation des articulations, de prévenir le gonflement inflammatoire qui sans être grave, vient parfois se produire autour de l'articulation qui a été violentée. En exigeant l'emploi d'une force moins grande ces électrisations donnent au chirurgien la facilité de mieux diriger ses mouvements et d'agir plus sûrement car pour faire fléchir ces articulations immobiles, quand les os ne sont pas soudés, il ne suffit pas de faire agir une force sur le levier que présente le membre mais il faut avoir soin de maintenir l'articulation dans une main afin de maintenir toutes les parties et d'en empêcher la rupture brusque. Toutes les forces employées doivent agir lentement, d'une manière continue et sans secousses. Les chocs auraient pour résultat inévitable la rupture des os ou des ligaments et il est préférable d'en obtenir l'extension douce et continue. Quand on a obtenu un commencement de flexion ou d'extension, on maintient la position par un appareil en Gutta-Percha Ferrée, car le retour de l'extension après la flexion forcée, et vice versâ, est douloureux et très pénible à moins qu'on ne l'effectue qu'avec de grandes précautions.

MANUEL OPÉRATOIRE.

Rappelons en deux mots les propriétés qui nous intéressent dans la Gutta-Percha Ferrée.

Cette substance se ramollit dans l'eau chaude et se durcit par elle-même dans un temps assez court : l'eau froide la rend dure à l'instant même. Quand on l'a fait bouillir dans l'eau, elle se lamine sur une table, avec un rouleau quelconque ; en l'étirant en divers sens, on peut alors lui donner la surface nécessaire; mais nous devons supposer les plaques faites à l'avance, et ayant une épaisseur de deux millimètres environ. Pour procéder au pansement, le praticien doit donc se procurer de l'eau à 80°, et de l'eau froide pour durcir instantanément son appareil. Il découpe avec des ciseaux dans une plaque légèrement ramollie dans l'eau chaude, un morceau plus grand que l'appareil terminé ne le comportera, et le plonge dans un vase contenant de l'eau à 80° et attend le moment où cette plaque descend au fond du vase par son poids : ce qui indique qu'elle est suffisamment ramollie. Pour éviter de se brûler les doigts, il la retire au moyen d'un bâton et laisse la Gutta se refroidir un instant : quand elle a acquis la température d'un cataplasme, le praticien l'applique sur la peau préalablement recouverte d'un linge, d'une bande roulée, d'une feuille de papier mouillée, de fécule de pomme de terre, d'un alcali, d'amidon délayé dans l'eau, etc., etc.; en recouvrant la Gutta des corps cités plus haut, il devient inutile d'en recouvrir la peau, et l'on évite ainsi le collement de la Gutta-Percha aux poils. Du reste, il suffit de ramollir fortement la plaque à employer et de la plonger promptement dans l'eau froide pour obtenir une plaque, qui placée sur la peau mouillée avec de l'eau, se moulera parfaitement et durcira très-vite sans coller à la peau qui le recouvre. Cette première application faite, il marque avec la pointe des ciseaux tout ce qui paraît inutile, enlève le bandage qu'il a refroidi suffisamment en le lavant extérieurement avec de l'eau froide et le découpe à son gré avant de le réappliquer de nouveau : toutes ces opérations peuvent et doivent se faire sur les membres d'une personne de même taille environ, pour ne pas déranger le blessé; mais quand on a acquis l'habitude de l'usage de la Gutta, elles deviennent inutiles : le praticien comprend de suite les dimensions à donner à ses appareils et les taille dans les plaques sans essai préalable :

du reste, si l'appareil est placé de manière à ne pas gêner le blessé, il est préférable de renvoyer au lendemain l'appropriation parfaite du bandage qui a suffi pour maintenir la fracture ou la luxation, et de lui donner alors une forme plus ou moins élégante, plus ou moins commode, selon le génie du praticien. Si la Gutta-Percha Ferrée avait pris trop de dureté pour se laisser couper par des ciseaux, on plongerait légèrement dans l'eau chaude les parties que l'on veut modifier. Quand on veut que l'appareil devienne extensif, il suffit d'exposer le moule à la vapeur, et de l'allonger un peu avant de le réappliquer.

Nous citerons un grand nombre d'observations qui prouveront que toutes les fractures et luxations peuvent être traitées par les appareils en Gutta-Percha Ferrée, et que ces appareils procureront l'amovo-inamovibilité d'une manière plus sûre, plus prompte, plus parfaite et plus économique que tous les autres moyens connus.

Fractures du crâne.

Raser les cheveux qui recouvrent la partie du cuir chevelu correspondante à la fracture, alors se préoccuper de la blessure plus ou moins grave des téguments : appliquer une bande de Gutta-Percha Ferrée de deux millimètres d'épaisseur, découper avec des ciseaux, ramollir dans l'eau bouillante et plongée vivement dans l'eau froide, sur la partie fracturée qui doit avoir reçu les soins chirurgicaux réclamés par la nature de la blessure. Cette calotte préserve la tête des chocs, des déplacements des fragments et contribue à la guérison prompte des parties blessées.

Si la plaie est contuse et doit suppurer, la suppuration trouve une issue facile dans ce mode de pansement, attendu que la Gutta-Percha Ferrée s'applique exactement sur les plaies sans y déterminer l'adhérence du taffetas gommé ou des matières emplastiqués.

Fractures des os propres du nez.

Faites saillir les os propres du nez en dehors par l'introduction d'une sonde, dans les narines, et recouvrir le nez d'un morceau de Gutta-Percha Ferrée de deux millimètres environ, taillé en triangle pour façonner un nez artificiel, qui par sa forme peut se passer des moyens contentifs, bandes, etc.

Fractures de la mâchoire inférieure, simple ou comminutive.

Appliquer sur la mâchoire inférieure une plaque en Gutta-Percha Ferrée de trois millimètres d'épaisseur et représentant une ellipse longue de 20 centimètres environ sur 12 centimètres de largeur ; ramollie dans l'eau bouillante, et plongée dans l'eau froide, sur la mâchoire inférieure d'un condyle à l'autre, en repliant la partie correspondante au larynx pour ne pas gêner les mouvements de déglutition ; laisser durcir le moule en le plongeant dans l'eau froide, et pratiquer au niveau des condyles avec une pince emporte-pièce ou la lame d'un couteau, deux ouvertures qui donnent passage aux extrémités d'une bande de caoutchouc : d'une forte jarretière élastique ou plus simplement un morceau de toile fendu dans son milieu, posé sur le dessus de la tête, et descendant jusqu'aux condyles pour le fixer au moule en Gutta, on fait passer une jarretière élastique par les trous pratiqués au niveau des condyles, et l'extrémité croisée pour faire un nœud coulant, est ensuite fixée à cette pièce supérieure.

Les mouvements de la mâchoire inférieure peuvent s'exécuter sans craindre le dérangement des parties fracturées. (*voyez observ. n° 143*), le blessé a pu faire le quatrième jour de l'accident les mouvements de la mâchoire nécessaires pour avaler les aliments liquides, potages, légumes écrasés, etc., malgré la fracture comminutive, (esquilles produites par la locomotive. Le blessé qui fait le sujet de *l'observation n° 192*, n'a jamais cessé de manger du pain, malgré la fracture double de la mâchoire inférieure, qui avait lieu au niveau des deux trous mentonniers.

Fractures des vertèbres.

1° fracture des vertèbres cervicales.

Prendre une plaque de Gutta-Percha Ferrée de deux millimètres d'épaisseur sur 40 centimètres de longueur et 20 de largeur et l'appliquer sur un homme sain de même nature, pour mouler la partie antérieure du col et des épaules et former un col qui prenne point d'appui sur les épaules et sur la mâchoire inférieure, faire refroidir le moule et le tailler pour l'approprier au sujet :

L'appliquer de nouveau et refaire une seconde partie, qui viennent embrasser la première dans presque toute son étendue, en prenant ses points d'appui, sur les épaules et la partie inférieure de la boîte cranienne. La réduction faite, ces deux cols sont appliqués, se recouvrent réciproquement et sont fixés par une cravate ; si l'on craint une pression sur certains points on doit, dans ce fait comme dans tous les autres, appliquer préalablement un morceau de Gutta-Percha Ferrée ramollie sur les parties que l'on veut protéger. *(voyez observations.)*

Cet homme malgré la fracture de la colonne cervicale a pu circuler dans l'hôpital, et l'inamovibilité du col était tellement complète qu'il lui était impossible de regarder de côté sans faire converser le tronc L'extension produite par ce bandage peut être augmentée en plaçant un mouchoir plus ou moins épais sur les épaules et la partie supérieure du dos.

2° Fracture des vertèbres dorsales et lombaires.

Mouler les parties latérales du tronc en Gutta Percha Ferrée de telle sorte que les épaules soient portées par les planches ; et fixer ces tuteurs par un corset et des brassières passant sur le bord scapulaire des tuteurs en Gutta et s'agraffant sur le devant du corset. Cet appareil est employé avec le plus grand succès pour redresser les différentes déviations de la taille et remédie aux effets des caries vertébrales.

Fracture de la clavicule.

Faire deux scapulums artificiels en portant une plaque triangulaire de Gutta-Percha Ferrée, ramollie, etc., sur l'omoplate en le ramenant sous l'aisselle pour recouvrir la portion qui est adhérente au scapulum de manière à en doubler l'épaisseur; placer sous l'aisselle , une serviette mouillée roulée en cravate, pour séparer les surfaces et les empêcher d'adhérer, en formant un pli bien uni, qui ne froisse pas le bord antérieur du creux de l'aisselle. Découper ce moule pour obtenir un appareil formé d'un scapulum artificiel prolongé en avant et sous l'aisselle, présentant un ovale convenable pour loger le bras et le percer dans son bord scapulaire d'une quantité de trous suffisante pour lacer les deux scapulums et les rapprocher comme pourraient le faire les deux mains saisissant les épaules pour tendre fortement les clavicules. Pour éviter la déchirure du bord de l'appareil, on peut le replier en le plongeant dans l'eau bouillante il est même alors très facile d'y fixer un morceau de fil de fer, que l'on enferme dans ce bord en façonnant la Gutta ramollie.

Il est inutile de réduire la fracture avant l'application définitive du bandage, qui peut être disposé sur une personne de même stature, parce que le rapprochement des deux bords scapulaires par le lacet, a pour effet d'étendre les clavicules qui sont les arcs-boutants de la poitrine ; la réduction peut être favorisée par l'action des mains placées sur les épaules en les reportant fortement en arrière pendant l'application du genou sur la colonne vertébrale. Il n'est pas nécessaire de forcer l'extension le premier jour du traitement, car les épaules ne pouvant plus se porter en avant les clavicules cessent leur action d'arc-boutant, les fragments ne tendent plus à se croiser et par une extension modérée , augmentée les jours suivants on obtient un résultat satisfaisant.

Notons que pendant le traitement par les appareils en Gutta-

Percha Ferrée, les blessés se servent de leurs membres supérieurs libres de tout soutien, écharpe, etc.

Un conducteur d'omnibus a pu étriller et conduire les chevaux, le lendemain de l'application du bandage; un domestique a continué son service; un tisserand a pu tirer le cordon, qui chasse la navette de son métier.

Il résulte de tout ce que nous avons dit plus haut que le traitement des fractures doubles de la clavicule et même des deux clavicules n'exige pas d'autre appareil que les deux scapulums en Gutta-Percha Ferrée, attendu que l'action est simultanée pour les deux clavicules.

Fracture de l'extrémité supérieure de l'humérus.

Faire un moule en Gutta-Percha Ferrée, qui comprend la partie supérieure de la poitrine en avant et en arrière descendant sur le bras et laissant libre le creux de l'aisselle et la partie du bras qui correspond aux vaisseaux et aux nerfs. Enlever ce moule, découper le creux du col en laissant une patte sur la clavicule et un autre prolongement sur l'omoplate; relever les bords, etc.; le ramollir de nouveau, l'appliquer et le fixer par des tours de bande qui passent sous l'aisselle opposée en fixant la partie supérieure du membre sur la poitrine et se terminant en tours circulaires sur le bras. Cette épaule artificielle est enlevée tous les jours, si le praticien le juge convenable; la partie blessée est recouverte d'une feuille de ouate, et l'application ultérieure se fait très-promptement; car, pendant tout le traitement, il est rare que l'on soit obligé de faire ramollir le bandage pour en changer la forme Si toutefois le dégonflement de la partie blessée cesse, il suffit de plonger l'appareil dans l'eau tiède et de le réappliquer.

Fracture de l'humérus à sa partie moyenne.

Faire un moule en Gutta-Percha Ferrée comprenant les deux

tiers de la circonférence du bras en laissant libre le côté externe : le fixer par une bande et recouvrir ce premier bandage d'une seconde salve laissant libre le côté interne du bras et se prolongeant sur l'épaule pour fixer l'articulation scapulo humérale, en laissant libre l'articulation huméro cubitale; le bras est porté dans une écharpe et pendant les premiers temps, fixé au corps par une ceinture à boucles ou une bande pour éviter les mouvements de torsion, qui nuisent beaucoup à la solidification des fractures.

Fracture de l'extrémité inférieure de l'humérus.

Faire un moule en Gutta-Percha Ferrée, s'étendant de l'insertion des muscles qui forment le creux de l'aisselle au poignet, en négligeant de croiser les bords du moule ; laisser refroidir, enlever ; supprimer toutes les parties antérieures du moule, qui ne sera composé que de trois côtés, et laissera libre toute la partie antérieure du bras et de l'avant-bras ; reployer les bords en dehors, le garnir de ouate et l'appliquer sur le membre, la fracture réduite par des tours de bande suffisants. Dans cette fracture, il est important de ne pas oublier qu'il convient de pratiquer de temps en temps des flexions et extensions de l'avant-bras, en serrant avec la main les fragments pour empêcher leurs mouvements. On évite de cette manière la fausse ankylose ou du moins la raideur consécutive à la fracture de l'épicondyle de l'humérus.

La fracture de l'épitrochlée demande le même appareil, mais appliqué avec moins de surveillance.

Fracture de l'olécrâne.

Même traitement.

Fracture de l'extrémité supérieure du radius.

Même traitement.

Fractures de l'extrémité inférieure du radius.

Faire un moule en Gutta-Percha Ferrée comprenant les deux tiers de la circonférence de l'avant-bras en laissant libre la partie postérieure prolongé sur la moitié de la paume de la main et des deux bords cubital et radical. Quand la plaque commence à se durcir on fait la réduction, on caresse doucement le bandage avec la main, et l'on porte la main du membre blessé dans l'adduction forcée, afin d'écarter du cubitus le bout supérieur du fragment inférieur du radius. Prendre un morceau de Gutta-Percha Ferrée ramollie dans l'eau bouillante, le laminer avec une bouteille en verre sur une table mouillée, ou mieux, sur le marbre et l'appliquer sur le doigt en croisant les bandes et en les pinçant pour faire adhérer les surfaces, retrancher avec des ciseaux l'excédant du Gutta et polir le moule avec le doigt mouillé, la main endommagée quand les doigts sont réduits en bouillie par les engrenages, on fait la réunion sur la portion du membre qui est le moins altérée. L'adhérence est suffisante pour permettre au blessé de se livrer à certains travaux.

Fracture des deux os.

Faire un moule en Gutta-Percha Ferrée, s'étendant de la partie saillante de l'olécrâne aux extrémités inférieures des métacarpiens; supprimer la partie antérieure du moule, dans un intervalle de trois centimètres environ, replover les bords et l'appliquer par des tours de bande; le lendemain on arrondit la partie inférieure en dégageant un peu le poignet, pour faciliter les mouvements de la main.

Fractures de la cuisse.

Fracture du col du fémur.

Mettre la cuisse dans la plus forte extension possible, mouler en Gutta-Percha Ferrée le bassin, la cuisse et le genou, en laissant libre la partie correspondante au triangle crural et la partie interne de la cuisse; lever le bandage et l'approprier, le fixer par des tours de bandes autour du corps, du bassin, de la cuisse et du genou.

Le moule prend des points d'appui sur le bassin et le genou, et l'extension du fémur a lieu; l'immobilité de l'articulation coxo-fémorale et l'impossibilité du mouvement de la cuisse favorisent la réunion des fragments du fémur. Si l'on veut rendre le bandage extensifs, il suffit de l'exposer à la vapeur et de l'allonger avant de le réappliquer On peut réappliquer sur ce premier bandage une feuille de Gutta-Percha Ferrée ramollie, sur la partie intérieure de la cuisse jusqu'à la face dorsale du pied, prenant point d'appui sur l'ischion, le genou et le dessus du pied.

Fracture du corps du fémur.

Mouler la cuisse en laissant libre la partie interne dans une étendue de cinq centimètres environ; appropriant le moule en découpant et relevant les bords; le fixer par des tours de bande et placer sur la face externe une attelle et un coussin large de huit centimètres environ pendant 24 heures, pour maintenir la Gutta-Percha dans une direction convenable. Passé ce temps, le moule suffit pour maintenir la rectitude du membre. Ce bandage est rendu plus solide en y superposant une deuxième valve interne.

Rupture du tendon d'Achille.

Mouler le bas de la jambe et le pied dans l'extension la plus grande possible et conserver un écartement latéral interne de quatre centimètres environ.

Fracture de la rotule.

Mouler le tiers inférieur de la cuisse et le quart supérieur de la rotule; mouler le tiers supérieur de la jambe et le quart inférieur de la rotule, en laissant le jarret à découvert dans une étendue de six centimètres environ en largeur, pour faciliter la pression des deux moules; approprier les moules et les percer de dix trous avec l'emporte-pièce à un centimètre et demi des bords rotuliens; passer dans les trous des cordons de toile; mouler la partie postérieure du membre inférieur en laissant un intervalle extérieur de six centimètres environ en avant. Quand les deux moules roturiens sont fixés par des tours de bande, en laissant les cordons à découvert, le chirurgien passe un lacet entre chaque anse de cordon formée par l'écartement des trous et opère le rapprochement des deux moules rotuliens en serrant comme un corset ; les fragments rotuliens sont maintenus rapprochés et, le moule postérieur fixé par des tours de bande enveloppe et vient fixer le membre qui se trouve dans l'extension la plus complète. On obtient par ce procédé un appareil léger et qui permet la locomotion par la déambulation. L'application de différentes feuilles de Gutta en avant et en arrière fixent l'articulation femoro-tibiale d'une manière complète. Il est préférable d'employer des feuilles minces et de les multiplier.

FRACTURES DE LA JAMBE.

Fracture du Péroné.

Mouler la partie postérieure de la jambe et la plante du pied : en laisser libre la face antérieure du membre inférieur, et fixer le moule par une bande ou une guêtre en peau. Le blessé peut se promener sans faire usage de béquilles, et sans compromettre sa guérison, (*voyez observations N°*

Fracture des deux os.

1° Simple.

Mouler la partie postérieure de la jambe et la face plantaire du pied en laissant libre la face antérieure du membre, fixer le moule par une bande, et le recouvrir d'une autre valve comprenant la partie antérieure de la jambe et supérieure du pied en employant une feuille de Gutta-Percha Ferrée très mince.

Il est peut-être utile de recommander aux praticiens de laisser refroidir les grandes plaques, qui doivent composer les grands appareils, avant de les appliquer et de se mouiller les doigts avec une légère solution alcaline ou de l'eau, pour éviter les adhérences qui contrarient le praticien en détruisant la régularité du moule : on doit aussi bien humecter la plaque avec de l'eau alcaline et la lisser avec la main avant de l'appliquer.

2° Comminutive.

L'appareil en Gutta-Percha Ferrée se façonne de la même manière, mais pour le premier pansement il est préférable de le façonner sur une personne de même nature. C'est dans ce genre de fractures que l'on peut apprécier l'utilité du traitement par la Gutta-Percha Ferrée, qui permet l'emploi de la médiation par l'eau froide, les émollients, les astringents et médications, qui peuvent être pratiquées sans altérer et déformer le moule en Gutta.

En recouvrant les parties lésées avec de la Gutta Percha Ferrée très minces, on empêche les chairs de se froisser et l'on voit les plaies prendre un très bon aspect et marcher promptement vers la cicatrisation. Dans ces fractures, l'emploi de la Gutta-Percha Ferrée permet de conserver les écartements des membres, quand les os sont réduits en esquilles, et de guérir sans claudication. (*voyez observation n° 153.* Cet homme était atteint depuis dix-huit jours, d'une fracture comminutive, produite par la pression d'une roue de chariot. Les chairs étaient très-meurtries. Les nombreuses esquilles furent retirées par deux incisions longitudinales qui donnèrent en même temps issues à des caillots d'un sang noir putrifié, une longue esquille mobile fut conservée et malgré les symptômes graves, ce tisserand âgé de 60 ans put se guérir et travaille encore aujourd'hui à son état, qui réclame l'usage de ses deux jambes. Il est même très-important de noter que les deux jambes sont de la même longueur.

Fracture des os du tarse et du métatarse.

Mouler le bas de la jambe et le pied, et laisser un intervalle antérieur de 4 centimètres environ. Cet appareil forme une botte très-résistante et permet la marche directe; mais le blessé doit traîner la partie lésée pour éviter les contractions musculaires et le déplacement qui tendrait à s'opérer dans les parties fracturées.

LUXATIONS.

Luxations traumatiques.

Ces luxations exigent en général le même traitement que les fractures, par l'appareil en Gutta-Percha Ferrée.

Quand le chirurgien a réduit la luxation, il fait un moule d'après le procédé décrit plus haut, et le maintient le temps suffisant pour la consolidation des parties ligamenteuses et tendineuses qui ont été lésées par la luxation.

Les luxations de l'extrémité scapulaire de la clavicule, de l'humerus en avant, en bas du coude, de l'extrémité inférieure du radius, du poignet, du premier métacarpien, etc., exigent un traitement analogue aux fractures; mais nous pouvons dire, en thèse générale, que les membres doivent être tenus dans une demi-flexion. Quand il n'y a pas de contre-indication pour obtenir un moule dans la demi-flexion, il est préférable de mouler le membre allongé; maintenir ce moule par des tours de bande et tenir le membre fléchi pendant que la Gutta-Percha Ferrée est encore chaude, l'espace de temps nécessaire à la solidification : quelques minutes, quand on a soin de mouiller l'appareil avec de l'eau froide. Les luxations du fémur, du tibia, du péroné, du tarse, des orteils sont traitées de la même manière que la fracture de ces os.

Luxations pathologiques.

Sans adopter un ordre méthodique, je parlerai d'abord des luxations du pied.

Ces luxations sont nombreuses et peuvent se présenter sous la forme d'un léger déplacement ou même dans des positions où les rapports normaux des os sont complètement changés. Voyons le meilleur mode de traitement de ces affections.

PIED BOT.

Varus. Valdus. Equin.

Ces diverses lésions doivent exiger un traitement différent suivant l'âge des individus et l'ancienneté de l'affection. Quand la déformation a eu lieu récemment chez un sujet jeune, il suffit de prendre une plaque de Gutta-Percha Ferrée de l'épaisseur de quatre millimètres environ, de l'appliquer sur la face plantaire du pied mouillé en le retournant sur les bords au niveau des premier et cinquième métatarsien, et de ramener cette plaque sur la face dorsale de la jambe en ne dépassant pas en largeur la moitié de l'épaisseur des malléoles pour éviter les frottements dans la marche ; cette plaque mouillée avec une solution de soude, est recouverte par une bande roulée. Si la déviation est légère, il suffit de maintenir la position avec les mains serrant sur un livre placé sur la plante du pied pour présenter un plan résistant et uni. Quand la déviation est plus prononcée on gagne du temps et l'on fait un meilleur moule en emboitant le premier appareil ci-dessus décrit, dans un moule fait sur une personne de même taille, et façonné avec une plaque de six millimètres d'épaisseur pour présenter une forme résistante que l'on a modifiée à volonté avant son refroidissement complet. Pour gagner du temps, tous les appareils façonnés sont séparés avant leur durcissement complet et plongés dans l'eau très-froide.

Si la déviation est plus prononcée si les surfaces articulaires sont inversement disposées à tel point que l'individu porte la face plantaire du pied en haut, alors on a recours à un autre moyen bien simple et bien utile. On fait un moule du pied déformé avec une plaque de quatre millimètres d'épaisseur, mouillée par une solution de soude, qui a pour effet d'empêcher les surfaces de la Gutta-Percha Ferrée de se coller, même quand ces surfaces sont encore chaudes, à plus forte raison d'adhérer sur la peau. Ce moule presque refroidi est enlevé et façonné avec la main, de manière à modifier légèrement l'anormalité de la forme. Dans ce moule complètement durci et plongé dans l'eau alcaline, on place une plaque de Gutta-Percha Ferrée épaisse de huit millimètres, qui, poussée dans le moule, représente la forme du pied déformé, on plonge le tout dans l'eau froide pour durcir incomplètement, et l'on façonne avec la main un pied artificiel pour les ramener par degré à la forme normale.

Sur ce pied en Gutta-Percha Ferrée, je façonne en matière élastique et résistante des appareils, qui, appliqués sur la déviation tendront constamment à redresser le membre et à le ramener à une position normale. C'est par ce procédé que je suis parvenu à rétablir les surfaces articulaires complètement renversées sur des sujets, qui étaient dans un âge assez avancé pour désespérer d'une modification. Ces appareils aidés de l'action des courants électriques dans les muscles paralysés causes de la déviation, ont modifié les surfaces articulaires, et permis l'usage du membre *(voyez observations n° 472.)*

Je crois être autorisé à dire que l'avantage qui résulte de ce procédé ne peut être obtenu par les moules faits directement sur les parties déviées. Pour y arriver il faudrait contraindre la partie pendant un temps assez long pour laisser durcir complètement l'appareil et faire éprouver une gêne considérable au patient, et être doué soi-même d'une force herculéenne. On obtient, par le contre-moulage un bien grand avantage, car la forme bien taçonnée peut servir un certain temps à la confection des appareils, attendu que les surfaces articulaires ne modifient pas leurs rapports d'une manière brusque et rapide. Ces appareils viennent en aide d'une manière puissante, quand on croit devoir faire la section des tendons ou des bandes ligamenteuses et aponévrotiques, qui opposent une vive résistance à la suppression de la difformité.

Chez les enfants nouveau-nés et dans le jeune âge, j'emploie un autre mode de redressement qui me paraît très-simple et facile.

Je recouvre la jambe et le pied d'une plaque de Gutta-Percha Ferrée de six millimètres d'épaisseur, mouillée d'une solution de soude sur une surface, en présentant la surface alcalinisée en dehors, de manière à produire une légère adhérence à la peau en commençant l'application par la face interne de la jambe le bord interne du pied et en ramenant les deux chefs de la plaque pour les faire adhérer on sépare l'excédant avec des ciseaux d'une manière incomplète, on repince la plaque avec les doigts pour faire un moule bien fait et on coupe avec les ciseaux contre la peau les deux feuillets de Gutta-Percha Ferrée, qui se soudent parfaitement sous le tranchant des ciseaux. J'engage à employer des ciseaux courbés, sur leur plat et large, et de les mouiller de temps en temps dans une solution alcaline ou une eau de savon. Quand les jambes et le pied sont couverts complètement, je tourne une bande mouillée dans l'eau froide alcaline sur le membre, et je caresse doucement de la main tout le bandage pour détruire les plis qui pourraient se former dans la pression que l'on exerce avec les mains pour rendre au membre la position normale. Quelque soit la déviation, on peut obtenir la guérison chez les sujets jeunes sans pratiquer la section des tendons, mais quand la déformation est extrême, il faut aller graduellement dans le rétablissement des surfaces articulaires. Les parties sont si molles dans le jeune âge, que le praticien n'a pas grande peine à surmonter la résistance des muscles et des ligaments : peut-être la Gutta-Percha Ferrée, qui produit l'effet d'un cataplasme continuel vient-elle en aide pour ramollir les parties fibreuses.

Ces bottes complètes peuvent être conservées pendant douze et quinze jours sans aucun inconvénient : mais il faut faire disparaître les rides, qui auraient pu se former par un moulage maladroit sur les parties dorsales et latérales du pied. Il est important de recouvrir les cuisses et les jambes de taffetas cirés en forme de caleçons pour empêcher l'urine de pénétrer dans les bottes en Gutta-Percha Ferrée, il pourrait résulter du contact de l'urine une légère irritation de la peau. Si cette irritation se manifestait, il suffirait de laver le membre avec une eau légèrement chlorurée par la solution de chlorure de chaux, et ne pas suspendre le traitement, car le contact du nouveau moule en Gutta est lui-même le meilleur moyen curatif. Les luxations du pied produites par l'inflammation des tissus blancs et même des os avec carie, suppuration, etc., exigent le même traitement par la Gutta-Percha Ferrée et l'électricité.

Luxation coxofémorale.

Coxalgie fémorale.

Cette terrible et fréquente affection peut être efficacement combattue par les appareils en Gutta-Percha Ferrée. Si elle est récente, il est important d'immobiliser la partie malade, et nous atteignons ce but par la formation d'un appareil ainsi façonné. Le corps de l'individu atteint de coxalgie est découvert jusqu'à la ceinture : il est placé sur un lit sur le côté opposé à la coxalgie, on place un drap sous les aisselles, pour le fixer au chevet du lit, et une serviette à nœud coulant sur les chevilles du membre souffrant pour faire au moyen des moufles une légère traction continue.

Quand la rétraction des psoas, etc. est vaincue, ou du moins quand la cuisse est moins fléchie sur le bassin, on applique sur les côtes inférieures une grande plaque en Gutta-Percha Ferrée de six millimètres d'épaisseur que l'on contourne sur le bassin pour faire parcourir la face interne et postérieure de la cuisse à l'extrémité inférieure de la plaque, on refroidit par une serviette mouillée d'eau froide, et l'on enlève ce moule en laissant le sujet libre de toute entrave.

On contremoule cette appareil, et sur la forme obtenue on confectionne en Gutta-Percha Ferrée élastique et ténace les appareils qui serviront au patient, on pratique dans la partie de l'appareil correspondante au bord supérieur de l'osiliaque deux fentes obliques dans la longueur pour laisser passer une courroie élastique à boucle, qui servira à ceindre le corps, et la partie inférieure sera maintenue par une double jarretière élastique passée autour de la partie inférieure de la cuisse, sous l'influence de ce moyen, qui maintient l'articulation coxo-fémorale et tend continuellement à vaincre la résistance des fléchisseurs de la cuisse ; on peut permettre des mouvements de translation au corps et très-souvent supprimer les béquilles.

On voit marcher avec cet appareil des enfants condamnés à l'immobilité, ou ne pouvant plus se servir d'un membre pour soutenir le poids du corps *(voyez obs 249.)* Si le chirurgien veut employer dans le traitement de la coxalgie, la méthode violente du célèbre Bonnet, de Lyon, il aura encore recours à l'appareil en Gutta-Percha Ferrée, qui fournit le moyen le plus prompt, le plus certain et le plus parfait pour immobiliser l'articulation coxo-fémorale. Si la tête du fémur est complètement sortie de sa cavité, on peut par les moufles, bien conduites, ramener la tête au niveau de l'articulation, faire contracter les fessiers par des courants d'induction bien compris, et appliquer l'appareil en Gutta-Percha Ferrée. Qu'on ne s'effraie pas à l'idée de la traction par les moufles, elle est innocente quand elle est bien conduite, et les malades en éprouvent beaucoup de soulagement.

Pour arriver facilement au but, il faut coucher le patient sur le ventre, fixer le tronc par une courroie en buffle ou en tout autre matière, passée sous les aisselles et fixée à un anneau scellé dans la muraille, passer une serviette en nœud coulant sur le bas de la jambe et recouvert d'un corps doux, une cravate de soie, etc. et passer dans la serviette nouée le crochet d'une moufle de deux paires de trois roulettes chacune pendant que l'autre crochet tient à un anneau scellé dans la muraille opposée; pour gagner de la longueur dans la distance des éléments de la moufle, on peut attacher le crochet à une corde fixée à l'anneau Quand toutes les dispositions sont prises, on passe le cordon de la moufle dans l'anneau, et, au moyen d'une légère traction, on agit sur le membre : pour compléter cette action, on fait un nœud à la corde, on y place un crochet destiné à suspendre un poids, qui exerce une action continue ; ce poids peut être de dix livres avec une mouffle de trois poulies, de trois centimètres de diamètre à chaque élément.

Les courants électriques d'induction provenant d'un bon appareil passés dans les muscles fessiers contribuent à tendre ces muscles et par conséquent à faire cesser la contraction des psoas. Le fluide électrique donne au fluide nerveux l'impulsion que communiqueraient les centres nerveux, et l'extension se produit par la même raison qui fait que les fléchisseurs d'un membre ne parviennent à produire leur effet que par l'action simultanée de détente des extensions.

Le fluide électrique a une autre action indépendante de celle qu'il exerce sur les parties contractiles sur les muscles. Il modifie les parties enflammées et tend à rétablir l'équilibre dans les actions interstitielles des tissus, soit ligamenteux cartilagineux ou osseux. Cette action du fluide sur la nutrition est la cause la plus puissante des améliorations rapides qui se passent dans les tissus blancs altérés ; elle exerce l'action la plus tonique possible, en attirant la circulation capillaire et en supprimant la douleur dans les articulations altérées, (*voyez observations, n° 249.*)

Il n'est pas absolument nécessaire d'agir directement sur les muscles, dont les fonctions sont modifiées, on peut dans bien des cas se borner au passage d'un courant continue pendant une demi-heure, une heure même dans les membres, en plaçant par exemple chaque pied dans un bassin, recevant un conducteur d'un appareil d'induction marchant avec des fibrations moyennes : car des fibrations trop rapides, font éprouver un picotement, un chatouillement insupportable, mieux vaut donner moins de spires du courant induit, et monter l'appareil avec des fibrations moins rapides

Ces réflexions pourraient m'amener à discuter la valeur des appareils électriques, mais cette discussion se trouvera mieux placée dans le manuel d'électrisation que j'espère pouvoir publier prochainement.

Luxations des vertèbres.

Les luxations pathologiques des vertèbres exigent des moyens différents suivant leur siège.

Luxation de la colonne cervicale.

Les luxations de la colonne cervicale se modifient par l'application d'un col en Gutta-Percha Ferrée, moulé sur les épaules, le col et la partie inférieure de la mâchoire. L'action combinée de l'élévation des épaules par des tuteurs en Gutta-Percha Ferrée moulés sur le tronc et la hanche et le contour de l'aisselle, et de la pression des épaules par le col qui transmet le poids de la tête, pression augmentée par chaque mouvement des mâchoires, cette action, dis-je, a pour effet l'extension et le redressement de la colonne cervicale. Ce moyen est employé avec d'autant plus d'avantage qu'il soulage immédiatement les infirmes. La flexibilité, l'élasticité de la Gutta, font que ces cols cèdent à la pression de la tête dans les divers mouvements et dans les fonctions de la mâchoire inférieure en contribuant comme le fait un ressort au redressement de la colonne cervicale. Cette action s'étend même sur les premières vertèbres dorsales.

On emploie les mêmes moyens pour les déviations latérales du col, suite de contracture des trapèzes et des sterno-mastoïdiens, les cols peuvent être portés directement sur la peau ou recouverts d'une cravate en soie. Le procédé de contremoulage indiqué plus haut peut être appliqué avec beaucoup d'avantage, pour éviter l'ennui au sujet, et façonner des cols plus légers en Gutta-Percha Ferrée, plus tenace, plus élastique. Cette Gutta à cause de son prix plus élevé, est réservée pour les appareils qui supportent des flexions très souvent répétées.

Luxations et déviations de la colonne dorsale.

Ces luxations et déviations de la colonne vertébrale constituent les gibbosités, qui ont reçu des noms différents de lordoses, scholioses, etc. suivant la courbure produite par la lésion des ligaments ou des vertèbres elles-mêmes. Pour remédier à cet état pathologique, il faut dans les différents cas étendre la colonne dorsale, et les moyens dont nous pouvons disposer sont de deux ordres.

1° Ces appareils façonnés en acier se composent d'une ceinture d'acier garnie prenant point d'appui sur le bassin en des points isolés, portant des tuteurs en acier, armés de béquilles en fer, garnies, et mobiles sur un pivot élevé par une crémaillère. Ces appareils, bien qu'on ait cherché à les faire fléchir par une articulation dans la longueur de la tige du pivot exercent une action de tension raide, qui fatigue les aisselles et peut même comprimer les nerfs au point d'engourdir les membres et d'en provoquer la paralysie. Si on ne les tend pas en forçant les crémaillères, on n'obtient qu'une extension presqu'insignifiante et l'on achète très chèrement un soutien insuffisant Ils peuvent avoir moins d'inconvénient dans les déviations latérales parce qu'alors l'action ne porte que sur une aisselle et que le sujet peut se soulager en portant le poids du corps, sur le côté opposé : du reste il est à remarquer que les tuteurs en acier ont pour résultat l'elévation des épaules et par suite la rentrée de la tête résultent de la flexion de la colonne cervicale Ces faits sont tellement connus des orthopédistes, qu'ils ont cherché à y parer en faisant porter des couronnes de différents genres avec des lanières, fixées sur les diverses parties du corset, dit orthopédique, et des chirurgiens très distingués, frappés de ces résultats ont préféré se priver de l'emploi des corsets orthopediques.

Appareils en Gutta-Percha Ferrée.

Ces appareils se composent de trois pièces : deux tuteurs et un col. Pour confectionner ces appareils, on moule les deux côtés du sujet de la manière suivante :

Une plaque ramollie de Gutta-Percha Ferrée de six millimètres d'épaisseur et de 12 centimètres de largeur est appliquée sur le côté du tronc et la partie interne et supérieure du bras ; une serviette mouillée dans une eau alcaline est placée sous la plaque qui recouvre l'aisselle et ramenée sur le dessus de l'épaule, tordue et tenue par un aide; la plaque recouvre les cotes, l'hypocondre, le bassin et la partie supérieure de la cuisse. Une seconde plaque ramollie est appliquée de la même manière de l'autre côté, on obtient donc le contre-moule du corps du sujet. Dans ce contre-moule on fabrique un moule, qui représente le corps du sujet et sur ce moule on confectionnera les tuteurs en Gutta-Percha

Ferrée résistante, en les découpant de manière à ne laisser sous l'aisselle, qu'une gorge de deux centimètres de bord, et s'arrondissant assez en avant pour loger la brassière, qui a pour effet de rapprocher les scapulums, et par conséquent de dilater la poitrine, en fixant les tuteurs pour empêcher un mouvement de bascule. Quand les tuteurs sont durcis on fait avec un emporte-pièces cinq trous à deux centimètres du bord inférieur, ces trous servent à les fixer au corset de coutil lacé devant et derrière et portant deux trous au niveau de la dernière fausse cote. Le cordon placé dans les trous du tuteur et les trous du corset et fixé en dehors par un nœud constitue un moyen d'extension continuelle, qui est manié à volonté ; car le tuteur tend constamment à faire descendre le corset tout entier que retient la forme du bassin Il en résulte une extension des épaules et de tout le côté du tronc contre lequel s'applique le tuteur, qui n'empêche pas une certaine flexion laterale, à cause de l'élasticité de la Gutta.

La gorge des appareils protège le creux de l'aisselle et permet l'action de traction exercée par les brassières croisées sur le dos et ramenées en avant pour se fixer par des œillets à une agraffe placée au niveau de chaque épine antérieure de l'os iliaque Cette combinaison a pour effet d'augmenter la capacité de la poitrine en exerçant une pression favorable dans les déviations vertébrales.

Quand les côtes et lesternum partagent la difformité on peut appliquer sur le devant du thorax une plaque en Gutta-Ferrée ramollie, etc., et ce plastron tend à ramener à une position plus normale les cotes déviées, en faisant supporter les frottements des lacets du corset. Dans les déviations, qui portent le nom de lordoses, j'emploie avec avantage une plaque moulée sur le corps depuis la deuxième vertèbre dorsale jusqu'au niveau de la moitié du sacrum, cette plaque est redressée en la posant sur une table avant son refroidissement complet, renforcée dans sa longueur par un ou deux feuillets de Gutta ramollis, et façonnés en forme de busc de cinq centimètres environ à sa partie supérieure et de douze centimètres environ à la partie inférieure.

J'ai employé avec succès, même chez des personnes âgées ce corset à tuteurs en Gutta-Percha Ferrée dans les luxations congéniales du fémur; après avoir appliqué au niveau du bassin une ceinture élastique garnie d'une peau de chat ou d'agneau et comprimant les deux trochanters pour fixer, autant que possible, les têtes du fémur dans la partie inférieure de la cavité cotyloïde : sous cet influence le rebord supérieur de l'os s'est un peu rétabli, et l'on sentait parfaitement la résistance d'un ressaut, quand on repoussait la tête du fémur pour la faire remonter. Aussi voyait-on la différence dans la marche qui cessait d'avoir lieu avec le déhanchement considérable inhérent à ces affections.

Le col est la partie la plus difficile à confectionner. Il faut éviter la compression du larynx, la raideur et l'inflexibilité.

On prend une plaque de Gutta-Percha Ferrée ramollie, et on la présente sur la partie antérieure du col mouillée avec une eau alcaline, on la ramène sur les épaules et la partie postérieure du col, en logeant le bord inférieur, la mâchoire et le menton : on maintient le tout avec une serviette mouillée placée en cravate, et on laisse légèrement durcir pour le découper plus aisément et retrancher les parties inutiles.

Dans ce moule on place une plaque en Gutta-Percha Ferrée de six millimètres d'épaisseur, qui reproduit la forme du corps en forçant avec le pouce et par l'envers du moule la partie correspondante du cartillage thyroïde, pour éviter la pression du larynx. Sur ce moule trempé dans une solution alcaline on fabrique des cols, qui sont minces, légers, résistants, et peuvent être découpés d'après les indications à remplir. Le col doit prendre ses points d'appui sur les épaules et un peu sur le haut du thorax en épargnant les clavicules, sur le bord inférieur de la mâchoire inférieure en épargnant l'angle du maxillaire, quand il est façonné on ramollit les bords pour les renverser en dehors et éviter les frottements des bords anguleux.

Il offre aux brassières un point résistant pour agir sur les épaules et son élasticité renvoi la tête en haut et en arrière à chaque mouvement de la mâchoire inférieure, il contrebalance l'action des tuteurs, qui tendent à élever les épaules et à plonger la tête en avant et ces deux actions réunies tendent au redressement de la colonne vertébrale. Ces moyens d'extension et de maintiens agissent d'une manière incessante, jour et nuit, et n'excluent pas les autres moyens d'action puisés dans les exercices gymnastiques, les lits d'extension, etc., j'emploie avec succès une extension directe que je vais faire connaître.

Le sujet est placé sur un canapé recouvert de coussins mobiles entre deux anneaux sçellés aux murs ; il est couché sur le ventre, une courroie convenablement garnie est appliquée sur le dos, passée sous les aisselles et est fixée à l'anneau, les jambes sont maintenues par une serviette placée en nœud coulant et portant une anse à laquelle on applique un des crochets d'une moufle de trois paires de poulies, de trois centimètres de diamètre, l'autre crochet étant fixé à l'anneau correspondant. Dans cet anneau on fait passer la corde, qui entoure les poulies de manière à porter un poids de 5 kilogrammes environ. Pendant cette tension continue le sujet éprouve du bien-être et respire mieux.

La plus grande gêne a lieu sous les aisselles, et il est facile d'y parer en plaçant les bras un peu élargis et croisés de manière à fournir un point d'appui à la tête. J'électrise les muscles du dos pendant l'extension du sujet, en plaçant un conducteur d'un appareil d'induction marchant avec des vibrations peu rapides, sur la partie latérale de la portion de la colonne vertébrale qui est le siège de l'affection et l'autre conducteur sur les muscles correspondants, le courant passe donc entre les muscles qui recouvrent les os modifiés et dans ces os eux-mêmes, et y réveille la vitalité; l'action est d'autant plus complète, que par la position de tension de la colonne, les muscles qui ont perdu leur vitalité par la compression des nerfs qui sortent par les trous de conjugaison des vertèbres, sont dans le relâchement et par conséquent dans les conditions favorables pour profiter d'une électrisation tonique, tandis que les opposés étant dans la tension éprouvent plutôt par la contraction forcée résultant du passage du fluide, un allongement de leurs fibres : les tendons et les ligaments ressentent aussi les effets de cette position, (*voyez obs. n° 564*), ce jeune garçon avait à onze ans cent deux centimètres de hauteur, il mesure à treize ans cent dix-sept centimètres; il a donc gagné quinze centimètres en 2 années; le menton s'est déjà dégagé du thorax, la respiration est parfaite, la déviation dorsale s'est considérablement améliorée, et le thorax s'est réformé.

Si les appareils en Gutta-Percha Ferrée peuvent réussir dans les cas extrêmes, nous devons à plus forte raison en attendre de bons effets dans les affections récentes. Je pense même que les moyens seront mis en usage chez toutes les personnes qui seront atteintes de rachitisme pour éviter les courbures de la colonne vertébrale, qui présentent une saillie d'un omoplate par suite d'une position vicieuse conservée pendant le temps des classes, dans les leçons d'écriture, etc., en un mot, comme moyen de soutenir la taille, de dilater la poitrine, et de décharger la colonne dorsale du poids de la tête et des épaules.

Tous les corsets peuvent recevoir les tuteurs en Gutta-Percha Ferrée, il suffit d'y placer deux œillets au niveau des dernières fausses cotes de chaque côté pour obtenir la fixation des tuteurs et l'extension par les cordons.

Déviations des membres avec contractures des muscles et fausse ankilose.

Ces déviations sont très nombreuses elles attaquent toutes les articulations, et succèdent le plus souvent aux affections des parties blanches, qui composent les articulations. Quand elles siègent dans les membres inférieurs elles nécessitent l'usage de béquilles ou de soutiens directs en fer, qui font peser le poids du corps sur des organes différents de l'état normal. Prenons pour exemple la flexion de la jambe sur la cuisse avec possibilité de faire exécuter un léger mouvement de flexion. C'est, je pense, l'état le plus fréquent des gens qui sont obligés de se servir de béquilles.

Comment remédier à ces difformités?

Divers moyens sont mis en usage pour atteindre ce but.

Si le chirurgien appelé à donner des soins juge convenable de pratiquer la section des tendons des muscles contracturés, il fait étendre le membre le plus possible par un aide, il passe un tenotorme à plat sous le tendon, retourne le tranchant perpendiculairement au tendon à couper et le divise par la pression du pouce sur ce tendon, sans faire de mouvement avec le tenotorme, répète cette opération sur d'autres tendons s'il y a lieu et procède à l'extension forcée du membre.

La plaque en Gutta-Percha Ferrée d'une épaisseur de huit millimètres environ est ramollie et présentée au membre sur le côté de sa flexion anormale. Le membre conserve donc la forme que le chirurgien lui a donné et cet appareil permet même le mouvement du membre blessé, soit par la déambulation, soit directement.

Mais les sections de tendons bien qu'innocentes quand elles sont faites par un chirurgien habile, sont-elles bien nécessaires?

Nous allons voir si l'emploi combiné de la Gutta-Percha Ferrée et de l'électricité, ne peuvent pas produire les mêmes effets. Nous avons admis ce principe que l'électrisation d'un muscle ou état de tension a pour effet d'allonger le muscle, et nous nous rendons compte de ce fait en réfléchissant à la forme de la fibre musculaire qui présente un zig-zag. Quand la tension produite par une moufle agissant légèrement et d'une manière continue a provoqué le changement du zig-zag de la fibre, et l'a rendue rectiligne ; si le courant vient à passer dans cette fibre, la contraction a lieu mais les extrémités de la fibre étant tenues par la tension forcée du muscle, par un moyen qui n'est pas doué d'élasticité, le rétablissement du zig-zag résultant du passage du courant produisant une contraction forcée a pour effet l'allongement de la fibre musculaire.

Cet allongement est assez rapide mais il est bon d'employer des conducteurs électriques garnis de grosses éponges bien mouillées pour attaquer directement les muscles à travers la peau, sans faire à la peau une sensation trop pénible, et de déplacer les conducteurs tous les cinq secondes environ pour profiter de l'allongement du muscle par la mouffle et remettre la fibre dans un nouvel état de tension mécanique pour profiter de nouveau de la contraction électrique, quand la résistance opposée par la force de la volonté, ou l'instinct est vaincue, il faut profiter de la facilité que l'on éprouve à étendre le membre pour obtenir l'état normal.

Cependant il ne faut pas se presser trop, car l'application du moule en Gutta-Percha Ferrée conservera la position acquise et tendra même à l'améliorer si le sujet fait beaucoup d'exercice avec le membre. Une chose digne de fixer l'attention et qui peut rassurer les esprits timorés, c'est l'absence de douleur aussitôt l'application du moule en Gutta. et quand à la douleur produite par le courant à intermittences peu rapides, elle est peu intense quand les cuivres sont armés de bonnes éponges et ne touchant pas les membres par leurs bords ou même leur surface courbe *(voyez observation n° 361)*.

Chez ce jeune garçon de huit ans la jambe droite était fléchie à angle depuis plusieurs années, la rotule paraissait soudée, le genou se refusait à toute extension et n'admettait que des mouvements de flexion imperceptible, le genou était déformé et le condyle interne du tibia avait quitté le condyle interne du fémur pour se jeter en dehors; il y avait subluxation latérale externe. Le membre avait considérablement maigri, et la longueur des os différaient de leurs congénères.

Sans avoir recours aux sections de tendons, sans pratiquer aucune opération sanglante, la fausse ankilose a été détruite, le membre a été allongé, et le jeune garçon peut courir, jouer avec les camarades, sauter à la corde, faire tous les exercices possibles, et marcher très-longtemps sans se fatiguer. La subluxation a cédé aux électrisations répétées sur la portion interne du triceps crural et les attaches du jambier antérieur etc., pendant l'emploi de la tension continue du membre inférieur par une moufle, le jeune garçon n'a éprouvé aucune maladie pendant le traitement, qui a eu lieu sans inflammation du genou, sans aucune suppuration, sans le moindre accident. L'usage du membre a rendu la force nécessaire à toutes les parties, leur volume normale et les os ont obtenu la différence que leur avait fait perdre l'arrêt de développement, cette assertion soulevera peut-être l'incrédulité de quelques personnes mais les os, comme les muscles, comme toutes les parties du corps sont subordonnés aux règles de la nutrition si le courant électrique qui passe dans un membre active la circulation générale et la circulation capillaire de ce membre, il en résulte un passage plus fréquent du sang et par conséquent une nutrition plus complète. Ces détails de physiologie nous entraîneraient trop loin, bornons-nous à citer des faits.

La flexion de la cuisse sur le bassin, réclame les mêmes moyens; coucher le sujet sur le ventre, fixer le corps à une courroie passée sous les aisselles et derrière le dos fixée à un point fixe, placer un lien sur la partie inférieure de la jambe du côté affecté, et tendre par une mouffle de trois paires de poulies d'un diamètre de trois centimètres avec un poids de cinq kilog. environ. Électriser les muscles fessiers pour favoriser le redressement, car l'électrisation des fessiers fait relâcher le psoas, et les autres muscles fléchisseurs, et placer un moule en Gutta-Percha Ferrée analogue à celui qui a été décrit à l'article coxalgie fémorale.

Il faut toujours avoir soin de soulever les conducteurs de temps en temps pour ne pas fatiguer les muscles, dont on veut augmenter la force, (*voyez observations n° 249*). Cette jeune fille marchait à béquilles : la cuisse était fléchie sur le bassin et croisait l'autre membre, fortement attirée par ses adducteurs; les os mesuraient le 31 janvier 1859 pour le fémur gauche 30 centimètres, le tibia gauche 24 centimètres, le fémur droit 28 centimètres, le tibia droit 23 centimètres. Sous l'influence du traitement par la Gutta-Percha Ferrée et l'électricité, les forces et l'embonpoint de cette jeune fille sont revenus, la cuisse s'est étendue sur le bassin, les os ont pris les proportions suivantes : fémur gauche le 17 janvier 1860 32 1/2 centimètres, tibia gauche 26 centimètres, fémur droit 30 centimètres, tibia droit 24 1/2 centimètres et la claudication est presque nulle. La jeune fille se promène sans béquilles, sans bâton. Il ne s'est manifesté aucune trace d'inflammation dans l'articulation coxo-fémorale et dans aucune autre partie du corps. L'enfant n'a éprouvé aucune maladie pendant son traitement.

Du reste, je dois le dire, en passant, le meilleur moyen de faire cesser la douleur dans une articulation enflammée c'est de la fixer par un moule en Gutta-Percha Ferrée et d'y faire passer un courant électrique continu en plaçant par exemple, les pieds dans chaque bassin plein d'eau en communication avec les conducteurs d'un appareil d'induction ; on obtient par ce moyen la résolution des tumeurs blanches, même avec carie des os, (*voyez observ. n°* 560.)

Mais, dira-t-on ? Ne craignez vous pas que la mobilité que vous permettez aux membres ne nuise à la formation du cal et ne produise des accidents ?

La mobilité des fragments les uns sur les autres est nuisible à la consolidation des fractures, mais voyons si la mobilité des fragments existe plus dans l'appareil en Gutta que dans les autres appareils quelconques

Quand l'appareil en Gutta vient d'être appliqué, la coaptation est exacte puisqu'il est moulé sur les parties. Cette coaptation ne peut cesser d'être exacte, l'appareil ne se déformant pas par la température du corps, etc., qu'autant que les parties recouvertes se modifient, et alors nous trouvons dans l'emploi de notre bandage la plus grande facilité possible pour le pansement qui se fait avec une promptitude inaccoutumée. Dérouler une bande, laver un membre avec l'eau chlorurée, laver un moule en Gutta, le replacer et le contenir par un bandage roulé, voilà un pansement qui ne demande que quelques minutes, et l'élasticité naturelle du moule, dans le sens de la largeur le fait appliquer d'une manière exacte. La gouge, le maillet, les cisailles, instruments plus ou moins violents qui fatiguent le blessé et le chirurgien sont inutiles !

La consolidation des fractures nécessite le repos des fragments des os : ce fait est hors de doute et pour l'atteindre quels sont les moyens à employer ?

Tous les chirurgiens conviennent que l'on peut dans les fractures des membres supérieurs permettre aux blessés les promenades : que le séjour du lit n'est utile que dans certaines fractures de l'humérus. Ils sont en général d'accord sur ce fait, que le séjour du lit est indispensable dans les fractures des membres inférieurs.

Ces principes reposent sur la difficulté qu'ils rencontrent à faire mouvoir les membres sans déranger les fragments; car, si nous prouvons que les fragments des os fracturés ne font aucun mouvement dans la promenade d'un blessé, le principe d'immobilité est respecté et dès lors nous espérons ranger à notre opinion, les plus incrédules.

En effet, le séjour au lit, les écharpes ne peuvent être considérés que comme des adjuvants au bandage employé. Il n'est pas douteux que l'homme bien portant ne souffre du séjour au lit ; qu'un membre captif dans une écharpe perd sa vitalité, la force musculaire et acquiert une raideur, qui peut plus tard nécessiter de vives douleurs et exiger un certain temps avant de recouvrir l'usage de ses facultés. Si nous employons le moyen de fixer les fragments osseux dans un rapport immuable sans les chagriner, sans compromettre les mouvements des membres à quoi bon tenir les blessés couchés, pourquoi faire usage d'écharpes.

La fracture de l'extrémité scapulaire de l'humérus est traitée par un moule qui comprend le scapulum et l'humérus : le blessé peut donc mouvoir son avant-bras et la main.

La fracture du corps de l'humérus est traitée par un moule contournant obliquement l'humérus, et un autre moule façonné sur les parties postérieures du bras et de l'avant-bras, pour fixer l'articulation du coude dans une position demie-fléchie. On peut donc mouvoir le membre supérieur dans son ensemble et la main peut exécuter tous ses mouvements.

La fracture de l'avant-bras est traitée par un moule soit antérieur soit postérieur suivant les indications, comprenant les trois faces du membre, depuis le pli du coude jusqu'à la moitié du métacarpe on peut donc faire mouvoir les doigts, et se servir du membre supérieur tout entier. (*Voyez observations n° 216, 363, etc.*) Les fractures des os du métacarpe et des phalanges ne sont pas un obstacle au travail : car les doigts recouverts d'une feuille de Gutta-Percha Ferrée ramollie et soudée sur la face dorsale par la section des ciseaux sont parfaitement abrités contre toute espèce de violence extérieure.

Passons aux membres inférieurs, la fracture du péroné n'est pas un obstacle à la marche du blessé. Le Péroné ne supporte pas l'effort direct du poids du corps : il forme un côté de la mortaise de l'articulation tibio-astragalienne. Un appareil en Gutta-Percha Ferrée moulé sur la partie postérieure de la jambe, le talon et la plante du pied jusqu'aux orteils, maintenu par une bande roulée, s'opposera à la distension de la mortaise et permettra l'usage du membre lésé.

Les fractures de la cuisse et des deux os de la jambe ne nécessitent pas le séjour au lit, le blessé peut se transporter de deux manières : par la déambulation c'est-à-dire au moyen de béquilles, le pied sain portant une chaussure élevée ; par un cuissart en Gutta-Percha Ferrée, décrit ailleurs dans le cours de cet opuscule. (*Voyez observ. n° 14*), la jambe est suspendue entre les deux tiges de fer, qui ressemble au corps d'une trombonne.

Le traitement des fractures chez les enfants fait le désespoir des chirurgiens, les bandes, les coussins sont imprégnés d'urine et de matières fécales, la peau s'excorie : les fractures de la cuisse sont difficilement maintenues : l'amidon se putrefie par l'urine : la dextrine fermente, etc. Ces appareils ne se solidifient pas assez vite pour ne pas souffrir de l'indocilité des enfants. Les appareils en Gutta-Percha Ferrée rendent chez les enfants les plus grands services, (*voyez observations n° 446, 383, 33, 279*, etc.

Ces enfants ont été traités dans mon cabinet, et apportés par les parents, l'un d'eux avait une fracture du fémur près le grand trochanter, cette fracture qui résistait aux moyens de traitement d'un chirurgien, fut parfaitement maintenue par l'appareil en Gutta-Percha Ferrée, et malgré les fréquentes promenades du jeune blessé sur les bras d'une bonne, le membre fut parfaitement guéri sans raccourcissement, la Gutta-Percha Ferrée facilite les pansements fréquents.

Ces pansements fréquents dans les fractures communitives donnent au chirurgien la facilité d'apprécier l'état des parties et de remplir les indications qui se présentent, la Gutta-Percha Ferrée lui offre une très-grande facilité d'exécution. Appliquer sur le membre un moule en Gutta, le façonner convenablement, enlever le moule plusieurs fois dans la journée, lotionner à l'eau chlorurée les parties blessées et le moule qui les recouvre : voilà les préceptes à suivre.

Le contact direct de la Gutta-Percha Ferrée sur les chairs déchirées, sur le derme mis à nu, est doux, agréable au blessé et favorise dans un temps très-court la formation de la membrane pyogiénique qui précède ordinairement la reconstitution du derme : la suppuration se fesant à l'abri du contact de l'air, reste louable et devient même un contact qui calme les douleurs du blessé : aussi avons-nous souvent remarqué dans les graves désordres que le sommeil réparateur venait souvent quand la plaie avait fourni une couche purulente à sa surface, (*Voyez observ. n° 527.*) L'appareil levé, il suffit de faire tomber de l'eau chlorurée ou de passer une éponge sur les parties malades, de laver l'appareil et de le remettre en place. Les emplâtres, le diachylon, les onguents, le cérat, etc., deviennent inutiles.

On a en outre l'avantage de fixer d'une manière invariable et sans comprimer, les différentes parties conservées dans les opérations nécessitées par les blessures par engrenages, qui écrasent et broient les tissus et les os, et de pouvoir suivre les grands principes généralement adoptés aujourd'hui, *conserver les membres, et dans la plus grande longueur possible, surtout pour les membres supérieurs* : car le blessé tire un plus grand avantage d'un pilon humain, si je puis m'exprimer ainsi, pour un avant-bras terminé par un pouce ou un doigt, que d'un appareil mécanique qui manque souvent à cause de la pénurie d'argent du blessé. Quand les plaies pénètrent les articulations, soit directement soit par écrasement, nos appareils rendent bien plus de services, ce qui aggrave les blessures articulaires, c'est le mouvement des parties blessées : fixer l'articulation par un moule appliqué du côté de la flexion des membres, c'est empêcher les frottements intérieurs et diminuer une grande cause d'irritation. Soustraire au contact de l'air les articulations ouvertes, c'est suivre les préceptes donnés de tout temps par la chirurgie et consacrer un principe reconnu vrai par tous les hommes expérimentés.

Avec l'appareil en Gutta-Percha Ferrée on peut conserver un membre dont les articulations sont ouvertes, on peut même désarticuler partiellement celles qui sont composées : carpe, tarse (*Voyez observ. n° 57*) et obtenir une guérison. L'ankilose plus ou moins fausse, n'est pas toujours le résultat de ces blessures, car ce qui l'amène c'est l'absence complète des mouvements, et quand on panse fréquemment on trouve un moment, un temps où les mouvements d'articulation sont nécessaires et peuvent être employés sans danger de ranimer l'inflammation. Le chirurgien s'en aperçoit quand pendant le pansement le blessé ne témoigne plus que de légères douleurs ; il peut alors mouvoir légèrement les articulations et dans des pansements subséquents étendre de plus en plus les mouvements. Ces moyens sont entièrement soustraits à ceux qui emploient des appareils absolument inamovibles.

Dans les membres inférieurs les avantages sont beaucoup plus grands encore ; en effet, le blessé qui a perdu l'usage du membre supérieur peut encore souvent changer de lit, se transporter, sortir de la chambre ou de la salle pour prendre l'air : le blessé qui est atteint dans les membres inférieurs est infailliblement condamné au repos absolu, à peine peut-on le faire changer de lit, sans le faire souffrir et avec le concours des aides, ce qui augmente considérablement le personnel des hôpitaux; avec nos appareils les blessés des membres inférieurs, circulent même avec les fractures comminutives les plus compliquées, (*Voyez observ. n° 453.*)

Ce blessé affecté de fracture comminutive du tibia et du péroné, avec détritus de toute la jambe broyée par une roue de voiture était couché depuis quinze jours et son état ne lui permettait aucun mouvement : depuis quinze jours son lit n'avait pas été renouvelé. Appelé par le médecin traitant nous pratiquons les débridements nous enlevons les esquilles et nous appliquons l'appareil en Gutta-Percha Ferrée et Dumoulin se lève immédiatement et se transporte avec des béquilles et l'aide de ses parents. Depuis lors il fait usage de la déambulation et arpente les terrains voisins.

On peut conserver les membres inférieurs dont le tarse et le métatarse sont broyés: (*Voyez observation n° 209.*) Ce jeune homme marche aujourd'hui avec un pied plus court que l'autre de quatre centimètres et fléchit dans la marche, comme dans l'état normal.

La quantité de suppuration qui s'échappait de toutes les articulations du pied ouvertes était considérables et si cette suppuration avait dû être au contact des bandages amidonnés elle aurait établi une fermentation et donné une odeur insupportable. L'altération des fluides dans les blessures doit-être prise en considération; car l'inflammation des veines et par suite la résorption purulente peuvent en être la conséquence.

L'immobilité des portions de membres recouvertes de Gutta-Percha Ferrée facilite la conservation des grandes esquilles, que nous laissons volontiers pour produire l'écartement des fragments et conserver la longueur des membres : dans l'observation n° 453, la grande esquille du tibia a conservé l'écartement et le blessé n'est pas atteint de claudication : la cavité a été remplie par un cal volumineux dans l'observation n° 209, le pied aurait dû se raccourcir de la longueur de la deuxième rangée du tarse, et de toute la longueur du métatarse, mais nous avons eu soin de conserver une longue esquille du premier métatarsien, qui a empêché le reste d'obéir à la rétraction des muscles fléchisseurs et extenseurs : le vide a été remplacé par une matière fibro cartilagineuse; la forme du pied raccourci n'est pas sensiblement altérée et le blessé peut en faire un usage complet.

La Gutta-Percha Ferrée ne détermine-t-elle pas l'inflammation des parties qu'elle recouvre?

La théorie rend compte de bien des faits et nous viendrait en aide si nous l'invoquions. Que se passe-t-il en effet dans l'application de la Gutta-Percha Ferrée? Un corps mou est appliqué sur la peau : ce corps se moule exactement, il est facultatif au chirurgien de faire cette application avec les mains de la manière la plus douce possible ou d'employer un moyen compression par une bande roulée. Si cette bande est serrée avec violence, le moule sera extrêmement compressif, si cette bande est convenablement appliquée, le moule sera légèrement contentif, il conservera la force de constriction qui lui aura été donnée. La Gutta-Percha Ferrée n'est pas intelligente : mais ce corps répond à l'intelligence de celui qui l'emploie. On obtiendra donc des appareils aussi peu serrés qu'on désirera les produire, nous parlons ici des appareils circulaires : quant à ceux qui ne comprennent que les deux tiers de la circonférence du membre, appareils qui s'appliquent dans le plus grand nombre des cas, il est évident que les précautions à prendre de la part du chirurgien seront moins importantes, puisqu'un troisième côté est libre et que la bande, qui fait le troisième côté n'étant destinée qu'à maintenir le moule, qui a été réappliqué ne doit-être que très-légèrement contentive. Il est hors de doute que la Gutta-Percha Ferrée ne produira pas d'inflammation comme corps dur et façonné sur le corps humain. Voyons si sa composition est de nature irritante et susceptible d'enflammer la peau ; si son imperméabilité est nuisible.

Que fait un chirurgien appelé à éteindre une inflammation ? Il fait recouvrir la partie de cataplasmes de farine de lin etc., dont le but est de conserver la chaleur du membre, de faire laisser la sueur à la surface de la peau ou bien il la recouvre de corps gras.

La Gutta-Percha Ferrée produit ces deux effets :

1° Elle conserve la chaleur normale de la peau par son imperméabilité et son inconductibilité calorique. Quand on lève un appareil même appliqué sur des parties enflammées, on remarque que toute la partie enflammée recouverte de Gutta est pâle, décolorée blanche, souvent crépue et ressemble à la peau qui aurait été recouverte d'un cataplasme de farine de lin pendant plusieurs heures; et ce qui prouve à l'évidence que ce résultat est produit par la Gutta, c'est la ligne de démarcation visible entre la partie recouverte et celle qui est restée au contact de l'air. La peau qui n'est pas recouverte conserve la rougeur et la tension inflammatoire, tandis que la Gutta a fait cesser l'inflammation des parties qu'elle recouvre, de plus on remarque à la surface un corps gras, doux au toucher, résultat de la secrétion des follicules sébacés de la peau qui vient faire l'effet des corps gras dont on recouvrirait la peau enflammée. C'est donc un bain local et une onction naturelle que produit l'application de la Gutta-Percha Ferrée, conditions recherchées par les chirurgiens qui traitent une inflammation de la peau : l'érysipèle, l'érythème, le phlegmon, etc. Son mode d'action ne s'exerce pas seulement sur la peau, il retentit sur les organes sous jacents; si le membre lésé est placé dans l'immobilité, les parties divisées par une violence extérieure ne recevront pas de dérangement et la plus grand cause d'inflammation cessera. On voit les redoutables effets des mouvements des parties brisées dans le transport des blessés, quand leurs membres sont mal contenus, les esquilles, les parties d'os divisés font épine, déchirent les tissus, les nerfs sont tiraillés, et cette mobilité vient aggravée considérablement la position du blessé. Si au contraire les parties divisées sont replacées dans leur ordre primitif, les moyens de réparation commencent, l'épanchement du suc propre aux parties disjointes se fait et s'organise sans être troublé dans son mode réparateur.

Il n'est pas étonnant de voir la Gutta-Percha Ferrée appliquée sur des contusions épouvantables, comme on le voit par la chûte d'une poutre de chêne de plusieurs centaines de kilog. tombant de plusieurs mètres, garantir les blessés de toute inflammation et permettre même le transport des blessés sur le membre lésé avec l'aide d'un fragile bâton, malgré le broiement du tissu cellulaire sous jacent à la peau, des muscles, des ligaments, etc.

La Gutta-Percha Ferrée appliquée sur une articulation qui a perdu ses soutiens naturels, ses ligaments, vient les remplacer et permet au blessé l'usage de ses membres; l'inflammation sera-t-elle le résultat de cette marche? Non! Des faits nombreux viendront prouver que des blessés atteints d'entorse, ont fait immédiatement usage de leurs membres sans qu'il en soit résulté aucun accident et ont obtenus une guérison solide avant le temps fixé pour la réparation complète dans le traitement ordinaire.

L'inflammation vient dans les organes par le mouvement de la partie lésée, par le frottement des extrémités divisées, par l'épanchement du sang qui forme des caillots et devient corps étranger: en évitant ces causes on empêche les effets, on n'ajoute pas aux accidents primitifs, on diminue les souffrances du blessé et on conserve les parties dans un état d'intégrité plus complète.

Le mode d'action de la Gutta est donc contentif et éminemment antiphlogistique? L'inflammation qui se déclare dans les parties lésées est le plus souvent le résultat d'une mauvaise disposition du corps. Les humeurs éprouvent des modifications dans certaines circonstances : les blessures retentissent sur le corps et affectent des organes éloignés de la partie blessée; pour prévenir l'inflammation il ne suffit pas de traiter localement la blessure il faut débarrasser le tube digestif des matières fécales qu'il contient. Nous avons adopté comme règle l'usage d'un lavement purgatif avec le sel de cuisine, dans tous les cas de blessure grave. Les purgatifs salins rendraient sans doute le même service ; mais nous engageons les praticiens à ne pas perdre le principe de vue, son importance est à mes yeux très-considérable, et sans son exécution, je craindrais de voir s'évanouir dans bien des cas les propriétés antiphlogistiques de la Gutta-Percha Ferrée.

L'action des impressions sur le corps est mise hors de doute : ne voyons-nous pas une mauvaise nouvelle produire la diarrhée, la décomposition des humeurs, etc. Dans toute blessure il ne faut pas perdre de vue que tous les moyens s'enchaînent et que l'omission d'un précepte peut faire avorter l'avantage d'un moyen précieux. La privation de l'exercice ordinaire apporte un trouble dans l'économie : les fonctions sont influencés par le repos forcé du lit; quand ce repos doit avoir lieu hors l'état de maladie ; aussi remarquons-nous une grande rapidité dans la formation du cal, quand le blessé peut se livrer à ses occupations ordinaires, quand il peut se promener. L'air plus ou moins vicié des salles de blessés, influe d'une manière fâcheuse sur les résultats des fractures et autres lésions, et tend à produire les effets du scorbut ou d'autres causes délétères à un degré différent il est vrai, mais suffisant pour disposer aux inflammations. Si nous trouvons dans le traitement par la Gutta-Percha Ferrée un moyen de soustraire les blessés à cette influence, nous pourrons encore considérer la Gutta comme antiphlogistique à ce point de vue, puisqu'elle procurera les moyens d'éviter une cause puissante d'inflammation.

Nous arrivons à traiter ici de la résorption purulente, due à l'inflammation des veines.

La Gutta-Percha Ferrée appliquée à la surface des plaies n'absorbe pas le pus ; ce pus doit-il rentrer dans la circulation ?

Le pus épanché à la surface d'une plaie est une sécrétion faite par une membrane pyogénique et dans ce cas, il importe peu que cette sécrétion reste à la surface de la membrane où soit absorbé par des applications de corps plus ou moins poreux : je dirais plus, le contact de la suppuration est agréable au blessé et bien des fois, je leur ai entendu dire : j'ai commencé à dormir, quand la plaie était baignée du pus. Ce qui détermine la résorption purulente ce n'est pas le séjour du pus à la surface des plaies, mais c'est l'imbibition du pus dans les veines enflammées dont les parois ont changé de nature et sont devenues perméables. Que le pus soit en présence d'un corps absorbant ou d'un corps imperméable, le fait importe peu, je dirai même qu'il est préférable que le corps ne soit pas absorbant. L'application des cataplasmes de farine de lin empêchent l'absorption du pus, car un cataplasme n'absorbe pas dans son état utile et ne devient absorbant que quand il se dessèche : non-seulement il devient inutile mais il est même nuisible, car il s'établit une fermentation funeste. Cette fermentation peut aussi s'établir dans certaines applications de charpie et c'est dans cette cause que l'on pourrait chercher une des actions qui concourent le plus au développement de la pourriture d'hôpital. L'absorption du pus n'est pas nécessaire ; mais ce qu'il importe d'obtenir, c'est de mettre le pus à l'abri du contact de l'air et la Gutta-Percha Ferrée procure cet abri d'une manière beaucoup plus complète qu'aucun autre moyen : son contact est doux, agréable au blessé, son insolubilité complète dans les produits de sécrétion et son inaltérabilité éloignent toute idée d'altération de la suppuration par son contact. Le peroxide de fer contenu dans ce corps, agit peut être même d'une manière favorable sur les molécules pyogéniques et sur les vacuoles du tissu inodulaire pour les tonifier et éloigner la résorption. Le fait est que sous son influence les parties gangrénées ou broyées par les engrenages des machines se séparent dans un temps très-court et sans qu'il soit besoin de recourir au quinquina, aux antiseptiques. En général, le tissu cellulaire bourgeonne bien et la cicatrisation marche à grands pas sans être stimulée par les cautérisations au nitrate d'argent les lotions astringentes, etc.; les corps appliqués autrefois pour le traitement des plaies et que l'on appelait bol d'arménie, momie, etc., n'était autre chose qu'une application de corps contenant une grande quantité de peroxide de fer.

Application de l'électrisation à la réduction des Luxations.

Quand deux surfaces articulaires sont disjointes, et quand leur rapport normal est détruit on dit qu'il y a *Luxation.*

La luxation suivant le lieu qu'elle occupe, est plus ou moins réductible, nous n'avons en vue dans cette écrit que le mode de réduction dans certains cas et la fixation des parties déplacées.

Mode de réduction.

Les os séparés dans leurs articulations seraient facilement remis en place, si la traction musculaire augmentée par la position et l'irritation des tissus disposés anormalement n'y mettait obstacle indépendamment du déplacement des tendons, des ligaments, des capsules articulaires, du corps des muscles eux-mêmes. Pour surmonter ces obstacles, il faut bien connaître la structure anatomique, et les fonctions physiologiques des parties qui avoisinent l'articulation. De cette connaissance naîtra souvent le mode d'emploi pour pratiquer la réduction, en ayant soin de combiner les efforts de puissance ou de levier plus ou moins directs avec la position. C'est une idée malheureuse pour le blessé que celle qui pousse les chirurgiens à faire des tractions immenses pour réduire des luxations, qui cèdent si facilement, quand les parties disjointes sont placées dans les conditions convenables, par exemple : en étudiant la partie supérieure de l'humérus, on voit que la tête est arrondie et forme un rebord séparé de la tubérosité par un sillon : cette tubérosité au contraire présente un plan droit : si pendant la traction sur le membre supérieur dans la luxation en bas, on contourne l'humérus en dehors, on présente au rebord inférieur de la cavité glénoïde le plan droit de la tubérosité de l'humérus au lieu du sillon de la tête et la réduction est plus facile.

Je pourrai multiplier ces comparaisons mais je m'éloignerai de mon sujet.

La réduction des luxations doit reposer sur la connaissance anatomique les fonctions physiologiques des parties adjaçentes et enfin sur l'emploi des courants continus d'induction, de l'électricité. Les courants continus suppriment la volonté de contraction et l'éréthisme musculaire dépendant de la déviation des organes et de l'appréhension du sujet cesse.

De tout temps on a cherché à atteindre ce but par l'emploi des alcooliques, des calmants, des opiacés et dans ces derniers temps de l'éther, du chloroforme, etc. Il me parait bien plus simple de frapper d'*inertie momentanée* les muscles dont on désire le repos en y fesant passer des courants continus; le chirurgien ne craint plus de voir ses efforts contrebalancés par les contractions musculaires dans certains cas d'une énergie remarquable. Il peut au besoin faire concourir la nature au but qu'il recherche en fesant contracter les muscles qui retiennent les parties fixées dans l'articulation.

Les services que procurera cette méthode seront d'autant plus grands, que le chirurgien sera en présence d'une articulation plus forte comme l'articulation coxo-femorale, l'articulation scapulo-humérale, etc. et que la luxation sera plus ancienne.

Quand il faut rétablir dans sa cavité une tête d'os sortie depuis un temps assez long, il convient de joindre à l'électricité, l'emploi des tractions douces ou fortes à volonté et d'une action continue. L'effort humain est limité dans sa durée et agit par intermittence : prenez un aide, deux aides, etc., vous doublerez votre force, etc., mais l'action sera intermittente et au moment d'atteindre votre but, vous verrez se dissiper tout le fruit de vos sueurs par la cessation inopinée de l'effort ou un faux mouvement. L'extension faites par des hommes a de plus l'inconvénient de procurer un va et vient, qui fatigue le blessé et absorbe une partie de la force du chirurgien.

Prenons donc pour base de toute réduction des luxations des membres un point fixe : un drap passé en cravate sous l'aisselle du côté blessé pour le membre supérieur; sous le périné pour le membre inférieur, drap attaché au lit du blessé, on a un anneau fixé au mur de la salle d'opération. Si le point fixe de maintien a en regard un point fixe de traction, on pourra par un moyen simple : une corde attaché à une cravate placée sur le membre et roulée deux fois dans un anneau, une barre de lit, etc., produire des tractions douces ou fortes à volonté et d'une manière continue.

Si l'on y applique une mouffle dont la traction se fait par la pesanteur d'un corps plus ou moins lourd, on obtient une action prolongée assez forte pour vaincre sans danger les résistances les plus considérables. Au moyen de l'électrisation et de l'emploi des mouffles, on peut entreprendre la réduction des luxations traumatiques et spontanées qui datent de plusieurs années, sans crainte de produire des déchirures ou des désordres capables de compromettre l'existence des sujets, ou d'aggraver leur position.

DÉAMBULATION.

Disons un mot de la déambulation.

On donne le nom de déambulation à la marche faite au moyen du membre non-blessé, élevé de terre par un soulier de cinq centimètres de hauteur, et de béquilles ou bâtons, de telle sorte que le membre inférieur blessé au lieu de supporter le poids du corps, se trouve au contraire suspendu. Cette déambulation a pour effet de permettre au corps de se transporter d'un point à un autre, de faciliter l'allongement du membre fracturé par la pesanteur de ce membre, de permettre au blessé de prendre l'air, etc. Je pense avoir trouvé le moyen de procurer au blessé les avantages de la déambulation, en remplaçant les soutiens ordinaires des blessés, les béquilles, par un moyen qui soutient directement le corps en prenant son point d'appui sur des parties saines

Un blessé privé de la cuisse peut marcher avec un cuissard en s'aidant d'un bâton ou en prenant point d'appui sur le cuissard même ; pourquoi n'emploierait-on pas un moyen analogue pour procurer au blessé atteint de fracture des membres inférieurs les moyens de locomotion? Je propose donc de faire en Gutta-Fercha Ferrée un moule qui comprendrait le bassin et une partie de la cuisse, d'enlever de ce moule les parties inutiles en ne conservant que les points d'appui du corps sur le cuissard ; de fixer sur le cuissard de nouvelle forme, une bande en fer de six centimètres environ de largeur, faisant les deux tiers du tour de la cuisse et portant en dedans et en dehors un écrou brisé : ces écrous recevraient deux tiges en fer, filetées et fixées dans un étrier Par ces tiges mobiles, on pourrait augmenter ou diminuer la longueur du membre artificiel. On appliquerait sur le membre sain une pantoufle armée d'un talon et d'une semelle de quatre centimètres environ de hauteur, et le membre blessé se trouverait à l'abri de la pression du corps comme dans la déambulation : le blessé marcherait comme ceux qui sont privés de la cuisse, et ne serait pas obligé de traîner avec lui des béquilles, qui sont fort désagréables dans certaines circonstances. Ce moyen ne pourrait-il pas être employé à l'armée avec des appareils en Gutta-Percha Ferrée prêts à être appliqués sur les membres supérieurs et inférieurs au moment de leur blessure? Ne serait-il pas possible d'avoir dans les caissons d'ambulance des appareils de membres inférieurs complets composés d'un moule et du soutien en fer fixé dans ce moule? Ces appareils seraient ouatés à l'intérieur. Pour faire marcher, il suffirait d'appliquer un de ces moules au membre blessé, une pantoufle *ad hoc* au membre sain par dessous la botte ou le soulier, et le blessé pourrait se transporter par lui-même et sans aide particulier; le service chirurgical serait plus facile, les soins plus prompts, et par conséquent on sauverait un plus grand nombre de blessés. Quand les appareils en Gutta-Percha Ferrée ne serviraient qu'à remédier aux souffrances qui résultent du frottement des os brisés, de la déchirure des chairs par leurs extrémités plus ou moins rugueuses ou pointues, pendant le transport, on aurait rendu un grand service à l'humanité; par ce moyen, on remettrait aux mains des chirurgiens militaires des blessés qui, dans quelques circonstances, pourraient sauver leurs membres, rendre encore des services à l'État; on diminuerait l'étendue des asiles où les glorieux débris de nos armées viennent chercher le repos et recevoir l'acquit de la dette que l'État a contractée envers eux.

Notre méthode n'est plus à l'état de théorie : nous l'avons pratiquée dans une ville de 50,000 âmes, dont l'industrie est une des plus actives de la France; les moteurs mécaniques, très nombreux, occasionnent tous les jours des accidents qui nous fournissent l'occasion d'employer les appareils en Gutta-Percha Ferrée, et nous nous félicitons de plus en plus des succès qu'ils nous procurent. Des blessés en grand nombre viennent chercher à la consultation gratuite un remède à leurs maux, et s'en retournent avec le bonheur d'avoir trouvé, dans l'application de nos moyens, la possibilité de faire usage de leurs membres.

Chirurgien de l'Hôpital civil depuis près de vingt ans, j'ai expérimenté les différents appareils à fractures décrits par les auteurs, mais il n'en est aucun qui puisse être comparé à l'appareil de notre invention, et je pense que le chirurgien qui aura fait usage de la Gutta-Percha Ferrée, y trouvera tant d'avantages, qu'il lui sera presque impossible de pouvoir s'en passer.

En résumé, l'appareil à fracture et à luxation en Gutta-Percha Ferrée procure l'amovo-inamovibilité d'une manière complète dans un temps très-court, avec fort peu de dépense et d'une manière facile et appliquable par tous les chirurgiens; il procure aux blessés un usage plus ou moins facile de leurs membres fracturés, en permettant des mouvements d'ensemble qui s'opèrent sans déplacement des fragments ; il donne à l'ouvrier le pouvoir de subvenir à ses besoins dans des circonstances où les moyens connus réussiraient difficilement ; il permettra aux militaires blessés sur le champ de bataille, de se transporter ou d'être transportés avec moins de danger pour leur état : il rendra le service chirurgical plus facile, moins dispendieux, plus prompt et plus avantageux ; il permettra de donner des soins à un plus grand nombre de blessés dans des locaux restreints; il diminuera les frais du service en produisant le même résultat avec un personnel moins considérable ; il favorisera la guérison des blessés par la possibilité de les faire circuler hors des foyers d'infection purulente, où la nécessité oblige de les loger; de leur faire résister aux causes qui altéreraient leur santé, en leur permettant de prendre l'air, et par conséquent en les soumettant pendant un intervalle de temps moins long au séjour du lit. Il diminuera le nombre des invalides en procurant des membres artificiels qui permettront aux blessés de remplir plus complètement les besoins de la vie, et par conséquent diminuera la charge de l'Etat ; en un mot, il remédiera à l'état de nullité de l'homme blessé ou mutilé, en lui rendant, bien qu'incomplètement l'usage de ses membres.

Contractures.

Les contractures résultent de l'action de tension continue des fibres musculaires sous l'influence d'une position fléchie trop longtemps soutenue : d'un repos musculaire long et absolu dans les muscles privés d'antagonisme par suite de paralysie de rhumatisme, de contusions graves, d'inflammations articulaires, etc. ; pour les combattre, on peut avoir recours à la Gutta-Percha Ferrée. Dans le torticolis par exemple, la tête est déviée en avant et latéralement par la contracture du sterno-cleïdo-mastoidien en arrière par la contracture du complexus et du trapèze. Pour remédier à la déviation antérieure, on fait un col en Gutta-Percha Ferrée moulé sur le col et les épaules d'une personne de même stature, et après avoir ramené la tête du patient dans une position normale ou légèrement exagérée du sens inverse de la déviation, on place le col que l'on fixe par une cravate et l'action continue de ce corps élastique maintient l'alongement des muscles contracturés. Cet alongement peut être produit plus facilement encore et avec moins de douleur si l'on place sur le corps des muscles contracturés et pendant leur tension mécanique, les conducteurs d'un appareil d'induction. Si la déviation est postérieure on façonne le col sur les parties postérieures du col en laissant libre la région hyoïdienne. Si les vertèbres ont pris une nouvelle position, cette position se modifiera sous l'influence du rétablissement des fonctions musculaires, surtout en excitant les muscles antagonistes par des courants faibles.

La contracture prolongée des muscles a pour effet d'entraîner un déplacement des surfaces osseuses, et une conformation anormale des os, qui cèdent à la traction musculaire. Ainsi dans l'*observ. n° 66*, les muscles supinateurs avaient entraîné le radius dans une supination tellement forcée que la main était revenue en pronation; après avoir fait une révolution complète, la surface articulaire du radius avec le carpe était plate et libre, le carpe tournait librement comme dans une articulation diarthrodiale. La Gutta-Percha Ferrée a servi à confectionner un appareil moulé sur la partie antérieure de l'avant-bras et la moitié de la paume de la main, et cet appareil durci sous la main du chirurgien qui tenait la main du patient dans une position normale, servit à soutenir le poignet à contrebalancer l'action musculaire ce qui permit quelques légers mouvements volontaires des doigts et de la main, et sous l'influence de la position et des courants électriques d'induction, la surface articulaire du radius se creusa, les ligaments se fortifièrent, les muscles prirent du développement et les os s'accrurent en longueur au point d'acquérir en longueur dix-huit centimètres d'alongement dans la totalité du membre supérieur droit en l'espace d'une année de traitement.

Il est certain que les arrêts de développement peuvent cesser sous l'influence de l'électricité et de la Gutta-Percha Ferrée, et que les membres reprennent leur forme et leur longueur par une augmentation de nutrition, qui résulte de l'augmentation de la circulation et de l'innervation. On peut arriver à ce fait sans appréhension : les moyens sont innocents et sont parfaitement supportés par les enfants dans l'âge le plus tendre.

La nature reprend ses droits quand l'innervation se rétablit et l'accroissement de force et de volume se fait toujours par les parties les plus rapprochées de la moëlle épinière : ainsi l'omoplate grandit d'abord avec ses moteurs, puis l'humérus avec ses attaches et ses muscles, les os de l'avant-bras, etc., en dernier lieu, les phalanges des doigts reprennent leur volume et leur longueur. J'ai souvent fait cette remarque que les parties paralysées dès la naissance ou frappées d'atrophie sont peu sensibles aux courants les plus énergiques; car la lésion spinale ou du corps même des nerfs est la cause de ces infirmités. Il n'en serait pas de même de la paralysie de cause cérébrale, suite d'apoplexie, etc., alors la sensibilité électrique est conservée et dans certains cas augmentée.

Quand les membres inférieurs sont frappés de paralysie on peut solidifier les membres et remplacer, jusqu'à un certain point, les forces musculaires en fixant le pied sur la jambe par un moule en Gutta-Percha Ferrée, comprenant la moitié de la partie inférieure de la jambe et la plante du pied; et la jambe sur la cuisse par l'application d'un moule postérieur sur la cuisse et les jambes jusqu'au talon, maintenu par un manchon lacé ou par des tours de bande : les membres inférieurs ressemblent alors aux pilons des cuissards en bois, et la marche devient possible, le mouvement des membres, y ramène la chaleur et la vie.

Ongle incarné

Cette affection qui a nécessité l'emploi d'opérations chirurgicales plus ou moins graves, qui a été combattue par des cautérisations ou des destructions de l'ongle par l'action chimique des alcalis plus ou moins caustiques, etc., cèdent très facilement à l'emploi de la Gutta-Percha Ferrée. On entoure l'orteil d'une plaque ramollie de Gutta dont on joint les extrémités et l'on sépare l'excédant par le rapprochement des lames de ciseaux qui soudent les deux bords et forme à l'orteil une enveloppe complète; sous l'influence de ce moyen, l'ongle se ramollit, la douleur cesse puisque l'orteil est abrité et ne peut plus éprouver la pression latérale qui pousse la chair contre l'ongle, et l'affection n'ayant plus de cause disparaît sans faire éprouver de souffrances. On peut activer la guérison en touchant les chairs baveuses avec la teinture d'iode, si le chirurgien croit nécessaire d'enlever l'ongle, il peut couper facilement ce qu'il veut en détacher, attendu que l'ongle s'est complètement ramolli et se laisse diviser par les ciseaux.

Membres artificiels

La perte des membres est si fréquente que l'on a cherché bien des moyens pour remplacer les membres par des appareils plus ou moins compliqués, depuis le simple pilon jusqu'aux cuisses, jambes pieds artificiels et membres supérieurs animés de mouvements plus ou moins complets.

Si l'on moulait en Gutta-Percha Ferrée le moignon d'un amputé, on pourrait sur ce moule façonner un membre qui remplacerait jusqu'à un certain point les membres absents, et la Gutta aidée de quelques bandes de fer pourrait être façonnée en jambe, bras, etc., dans tous les cas, je pense que les pertes de substances des os du crâne exigent l'emploi d'une plaque de Gutta; la perte du nez, la confection d'un nez en Gutta-Percha Ferrée, remis entre les mains d'un peintre pour harmoniser sa teinte avec celle du visage. Ce nez n'est pas difficile à façonner, on choisit une personne dont le nez se rapproche le plus de la forme que l'on suppose au nez détruit, et l'on applique sur le nez de ce complaisant, une plaque en Gutta-Percha Ferrée, ramollie et polie sur le marbre recouvert de soude, et sapoudrée de fécule pour empêcher l'adhérence; quelques pressions font prendre une forme exacte et le nez est séparé et plongé dans l'eau froide. Quand ce moule est parfaitement durci, on le plonge dans l'eau alcaline, et l'on pousse dans son creux une lame de Gutta-Percha Ferrée très-résistante de l'épaisseur de trois millimètres. Cette plaque rend la forme du moule en creux et reproduit un nez artificiel : pour le fixer on façonne au moyen d'un morceau de fil de fer de huit centimètres de longueur roulé dans une plaque de Gutta et plié par son milieu une espèce de ressort analogue aux épingles de coiffure des dames, on ouvre les extrémités pour les faire pénétrer dans les narines, et quand on s'est assuré de la tolérance des forces nasales et de la longueur de ce crochet, on le soude dans le nez replacé dans son moule pour éviter sa déformation. Cette soudure se fait en ramollissant un morceau de Gutta-Percha Ferrée, le plaçant dans le fond du nez et y fixant le ressort ci-dessus décrit. Le *n° 97* en porte un depuis plusieurs années et il doit à ce moyen la guérison d'une inflammation chronique des yeux qui avait résisté à beaucoup de moyens médicaux.

La question de la confection des membres artificiels, des sondes, bougies uréthrales, tubes pour drainage, clous à fistules quelconques, etc., m'entraînerait loin de mon sujet et je me propose de traiter cette question dans un travail prochain.

RÉSUMÉ

La Gutta-Percha Ferrée est un produit nouveau appliquable à la *chirurgie* et à *l'orthopédie.*

Il agit comme corps contentif, se prêtant à toutes les formes possibles et répondant à l'intelligence de l'homme de l'art qui le met en œuvre, il agit en même temps par ses propriétés physiques et chimiques, sa minceur permet de suivre les sinuosités des membres, les contours des plaies, et rend ce moyen très économique, attendu que l'on se sert d'une très grande surface procurée avec peu de matière en abritant la peau du contact de l'air, empêchant l'évaporation, sans nuire à l'écoulement des produits de sécrétion, parce qu'il est appliqué et non adhérent à la manière des taffetas gélatinisés, des emplâtres, etc. Par lui-même il repousse l'eau et ne l'absorbe pas. Le pus coule à la surface sans faire corps avec lui.

Nous avons employé avec succès la Gutta-Percha Ferrée, dans le traitement des chancres vénériens, en l'appliquant à froid en feuille très mince, ou en fabriquant un foureau à la verge en soudant par la section des ciseaux une plaque contournée sur la verge de la manière décrite pour façonner un doigt dans les panaris, etc.; ces foureaux conservent une douce chaleur, préservent des frottements, évitent les taches du linge, et peuvent porter à l'extrémité un pertuis pour l'écoulement des urines, si l'on désire ne pas les renouveler souvent.

Les ulcères scrofuleux se modifient promptement et se cicatrisent, sans couture, sans nodosité sous l'influence de ce moyen, on peut y joindre avantageusement le toucher des ulcères avec la teinture d'iode, etc.

Les boutons de la variole laissent peu de traces, quand le varioleux a été recouvert d'une feuille très mince en Gutta-Percha Ferrée. Il ne se forme pas de dessiccation, l'épiderme se détache sans former de croûte et l'on voit au-dessous le derme cicatrisé d'une manière plate.

Les dartres, la teigne cèdent facilement à son emploie en préservant la peau des variations de température, car il est très mauvais conducteur du calorique.

Cette propriété de recouvrir la peau sans y adhérer, rend les pansements très doux et très rapides; les moyens de réparations de la nature ne sont pas contrariés, comme dans l'enlèvement de la charpie, qui détruit la membrane pyogénique. L'odeur des plaies est presque nulle et cela tient à trois causes : le renouvellement fréquent des pansements, qui se font très rapidement; la soustraction des plaies au contact de l'air; et la diminution des liquides purulents sous l'influence de ce traitement. La composition chimique du produit n'est peut être pas étrangère à ce résultat qui est d'une grande importance dans les salles de blessés.

Les services rendus par ce corps à l'orthopédie sont incalculables. Cette science exige la confection d'appareils propres à maintenir les parties déviées, et nul autre corps ne se prête mieux à la confection de ces appareils, puisqu'ils peuvent être façonnés sur le corps même ou une des personnes de même stature.

La dûreté jointe à son élasticité permettent d'en former des tuteurs, qui feront porter le poids de la tête, des épaules sur les hanches; des cols, qui élargiront la colonne cervicale en déchargeant le poids de la tête sur les épaules, sa ténacité est considérable puisque la Gutta sert à faire des courroies de transmission dans les établissements industriels. L'addition du fer n'en diminue pas sensiblement la ténacité, quand la Gutta était primitivement tenace et venait d'une bonne source.

Les chirurgiens herniaires retireront les plus grands avantages de la Gutta-Percha Ferrée en fabriquant des bandages d'une seule pièce qui maintiendront des hernies considérées comme irréductibles. Il suffira de tremper dans l'eau bouillante la partie du bandage qui doit être en rapport avec la région inguinale ou crurale, les plonger dans l'eau froide et l'appliquer sur le corps pour lui donner une forme moulée sur les parties à protéger. Si le cercle du bandage ne paraît pas assez fort, on peut augmenter la pression comme on le fait dans les bandages auxquels on ajoute un ou plusieurs ressorts superposés et les introduisant dans l'intérieur de la Gutta par la chaleur, ou pendant la confection, et même en les appliquant à l'extérieur.

Dans une armée en campagne la Gutta-Percha Ferrée , est appelée à rendre les plus grands services. J'ai produit à l'exposition régionale de Rouen de 1859 , des appareils faits à l'avance qui peuvent être conservés dans les fourgons d'ambulance et appliqués sur les blessés au moment de leur blessure, sans exiger pour la pose du premier appareil que j'appelle *préventif des accidents* et facilitant le transport, d'autres connaissances que celles qu'exige aujourd'hui la chirurgie militaire des jeunes gens admis dans les corps d'infirmiers militaires. Appareils pour fractures plus ou moins comminutives des membres supérieurs, inférieurs : scapulums pour fractures de clavicules, cols pour soutenir la tête, etc., etc., tous ces appareils façonnés sur un modèle moyen peuvent être appliqués immédiatement au grand avantage des blessés et au grand honneur des chirurgiens, qui aujourd'hui font consister la science dans la conservation des membres et cherchent à éviter autant que possible la mutilation. Oui, je le dis sincèrement, avec les appareils en Gutta-Percha Ferrée on sauvera les membres, on sauvera la vie de nos braves soldats, en leur donnant à l'instant même les secours préparés à l'avance et certains dans leur exécution; c'est le meilleur moyen hémostatique. Ce n'est pas l'amour propre d'auteur qui me fait tenir ce langage, c'est l'intime conviction des services que l'on peut obtenir en usant des moyens que je propose.

J'ai fait connaître dans le cours de cet opuscule l'avantage que l'on pourrait retirer de l'emploi de la Gutta-Percha Ferrée comme moyen de pansement direct remplacant la charpie, les corps gras, etc, en employant la Gutta-Percha Ferrée d'un millimètre d'épaisseur et d'une finesse plus grande encore et ne sait-on pas qu'à l'armée, on consomme d'immenses quantités de charpie, quand on pourrait la remplacer avec grand avantage par la Gutta-Percha Ferrée. Pour panser un moignon d'amputé que faut-il? une lame de Gutta de deux millimètres d'épaisseur au plus trempée dans l'eau bouillante, plongée dans l'eau froide et façonnée sur le moignon en tenant les chefs pour les joindre par la section des ciseaux. Le linge est du superflu !! On a pour effet un pansement doux, prompt, qui abrite le membre et peut être employé bien longtemps ; la suppuration s'accumule dans le fond du cône et pour panser le blessé , il suffit de retirer le cône de Gutta, de le laver dans l'eau tiède ou froide, de laver les blessures et de réappliquer le manchon.

Quelle promptitude dans le service! Si les idées des chirurgiens les portent à faire usage d'eau froide, coulant goutte à goutte sur les blessures, ce mode de pansement leur offre les plus grandes facilités ; s'ils préfèrent employer l'acétate de plomb, l'eau-de-vie camphrée, des médicaments quelconques : la Gutta-Percha souffre tout, pommades, onguents, etc., etc.

Il est une autre question que nous devons encore toucher c'est la question pécuniaire. Ce moyen sera-t-il onéreux?

La Gutta-Percha Ferrée réalise au contraire une grande économie, on peut considérer la dépense faite comme un fonds, comme une partie du mobilier ; attendu que la Gutta-Percha Ferrée est indestructible. Quand le linge à pansement est taché, on le porte à la buanderie ; quand la Gutta-Percha Ferrée aura servi, on la portera à la buanderie où elle sera préparée plus facilement que le linge : il suffit de la plonger dans l'eau froide alcaline, de la battre avec un balai, de la rincer, de la mettre dans une cuve d'eau bouillante et de la rétablir en feuille au moyen d'un laminoir. On voit donc que la révivification de la Gutta peut être opérée en tout lieu.

On économisera la charpie qui pourra être complètement supprimée, on économisera le linge, les cataplasmes, les médicaments dits externes, on économisera le temps des chirurgiens, on économisera les journées d'hôpital, car les blessés y feront un plus court séjour.

Quand on questionne les blessés traités par ce moyen, ils vous répondent bien souvent : je ne souffe pas ! Et en effet l'amovo-inamovibilité des appareils en Gutta-Percha Ferrée facilite la juxta position des tissus divisés, os, chairs, peau tendons, ligaments, etc., etc., et la plus grande cause de douleur gît dans le mouvement des parties divisés, mouvement qui tiraille les fibres, charge les rapports et nui à l'action : réparatrice de la nature. Le traitement des fractures et luxations par la Gutta-Percha Ferrée permettra aux blessés l'usage incomplet de leurs membres, leur transport hors des salles, le déplacement facile, et en bien des circonstances la continuation de leurs fonctions. Une durée de traitement moins longue, car la nature hâte la réparation quand elle n'est pas contrariée dans son travail réparateur.

Économie de temps, économie de souffrances, économie d'argent, voilà les avantages du traitement par la Gutta-Percha Ferrée et la solution du grand problème humanitaire cherchée depuis si longtemps.

FIN.

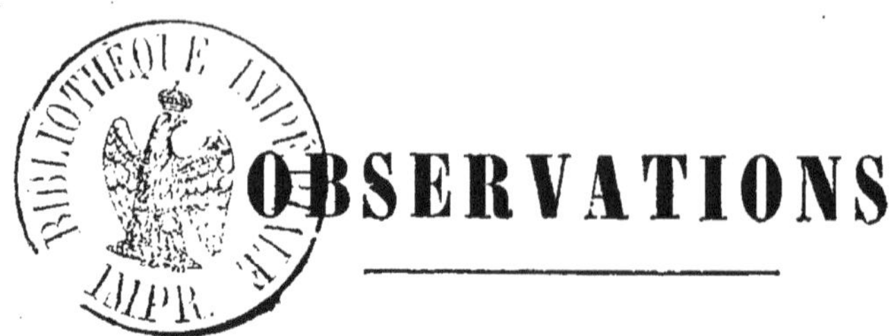

OBSERVATIONS

N° 1. — DUBOSQUET ARTHUR, 8 ans, fracture du condyle de l'humérus droit, moule postérieur du membre supérieur droit en Gutta-Percha Ferrée, le 29 Septembre 1855, guérison le 30 Décembre 1855.

N° 2. — DUTHOIT AUGUSTIN, 13 ans, le 9 Avril 1855 fracture de l'avant-bras, Gutta-Percha Ferrée, guérison.

N° 3. — KENT CASIMIR, 5 ans, Fontenoy, N° 80, fracture de la clavicule droite, le 5 Août scapulums en Gutta-Percha Ferrée lacés derrière le dos, guérison le 24 Août 1855.

N° 4. — LECROART ÉMILE, 13 ans, le 24 Mars 1855, fracture du bras droit, Gutta-Percha Ferrée, guérison le 21 Avril 1855.

N° 5. — BERNARD ÉDOUARD, 2 ans, à l'Alouette, enlèvement du pouce gauche, le 27 Août réapplication, pouce artificiel en Gutta-Percha Ferrée, guérison le 9 Septembre 1855.

N° 6. — DUQUESNOY CHARLES, 11 ans, demeurant au Pil, décollement de l'épiphyse de l'humérus, le 8 Août, moule postérieur du bras et de l'avant-bras, en Gutta-Percha Ferrée, guérison le 16 Septembre 1855.

N° 7. — PROUVOST JOSEPH, 10 ans, carie des os du pied droit, le 21 Mai 1855, Gutta-Percha Ferrée, sorti de l'hôpital le 27 Mai 1855.

N° 8. — BRUN FRANÇOIS, fracture de l'humérus droit, le 10 Août, moule de l'épaule et du bras, en Gutta-Percha Ferrée, guérison le 16 Septembre 1855.

N° 9. — Veuve SKULBUTTE, au Fort St-Joseph, fracture de l'avant-bras, le 22 Août, moule de la partie antérieure de l'avant-bras et d'une partie de la paume de la main, en Gutta-Percha Ferrée, guérison le 29 Septembre 1855.

N° 10. — FREULERIE FRANÇOIS, 29 ans, fracture de l'épitroclée de l'humérus gauche, le 7 Juillet 1855, moule postérieur du bras et de l'avant-bras en Gutta-Percha ferrée, guérison le 6 Août 1855.

N° 11. — DEROUBAIX JOSEPH, 17 ans, fracture de la clavicule, le 25 Août 1855, scapulums en Gutta-Percha Ferrée, le 27 Août, continuation du travail car les clavicules sont tendues et les bras restent libres, guérison le 19 Septembre 1855.

N° 12. — MASQUELIER JULES, 8 ans, fracture du bras droit, le 30 Août 1855, moule en Gutta-Percha Ferrée, fixé par une bande contre la poitrine et laissant libre la main et l'avant-bras, guérison le 30 Septembre 1855.

N° 13. — DESTREBECKE PROSPER, 13 ans, fracture des deux avant-bras et de la cuisse en tombant d'un noyer à Croix, moules en Gutta-Percha Ferrée; marche à béquilles par déambulation malgré les fractures des avant-bras, entré à l'hôpital le 3 Octobre 1855, sorti le 1er Décembre 1855.

Le nommé Destrebecke Prosper, bâcleur, âgé de 14 ans, d'un tempérament scrofuleux dont il porte les cicatrices, monté sur un noyer, fit une chûte de 15 pieds environ dans le jardin du sieur Delobel, fermier à Roubaix. En tombant il se fractura la cuisse gauche vers la partie moyenne. l'avant-bras droit vers son quart inférieur et l'avant-bras gauche vers son tiers inférieur.

Transporté immédiatement à l'hôpital, il fût pansé par notre nouvelle méthode. Après avoir pratiqué l'extension de la cuisse gauche et réduit la fracture, nous appliquâmes sur le membre une feuille de Gutta-Percha Ferrée ramollie dans l'eau bouillante et convenablement taillée ; au moyen d'une bande roulée, nous fîmes un moule comprenant toute la cuisse à l'exception de la partie interne dans l'étendue de six centimètres environ. Le moule prenait point d'appui sur la fesse, le genou. Les saillies naturelles comprises dans le moule, empêchant le genou de se rapprocher du bassin, le bandage en Gutta-Percha Ferrée devient tout à la fois inamovible et bandage extensif. Une attelle et un coussin furent appliqués sur la partie externe du fémur pendant le temps nécessaire au durcissement de la Gutta. Les avant-bras furent entourés de moules en Gutta-Percha Ferrée en laissant libre leur partie antérieure dans une largeur de quatre centimètres environ. Le blessé fût maintenu sur le lit l'espace de 24 heures environ, passé ce temps, on lui procura des béquilles, le membre sain fût élevé de terre par une pantoufle dont la semelle avait deux centimètres d'élévation et le blessé se mit à marcher par la déambulation.

Le lendemain, le blessé pût tenir les béquilles avec les avant-bras fracturés, se servit des membres supérieurs pour manger, roula des bandes et n'éprouva aucune des douleurs que l'on ressent ordinairement dans le traitement des fractures.

Le 6 Novembre, le blessé commença à prendre un léger point d'appui sur le membre fracturé, l'amélioration se prononça de plus en plus et aujourd'hui 1er Décembre 1855, nous constatons l'état suivant :

Fractures des avant-bras guéries complètement, liberté complète des mouvements, des mains et des avant-bras; fracture de la cuisse, guérie sans raccourcissement. On sent vers la partie moyenne une nodosité produite par le cal et le membre résiste quand on essaie de le faire plier en appuyant sur les extrémités du fémur.

Le blessé peut se mouvoir en tout sens sans éprouver la moindre douleur et pose sur le membre fracturé sans aucun appui. Sa santé a beaucoup gagné et sa blessure loin d'avoir été pour lui une cause d'affaiblissement, lui a au contraire procuré un meilleur tempérament.

Revu le 6 Avril 1859, l'examen des membres fracturés nous le fait trouver en parfait état.

Double fracture de la cuisse droite, absence de décubitus, guérison, déambulation par le nouveau procédé.

N° 14. — Le nommé François-Pierre-Joseph, âgé de 14 ans, manœuvre de couvreur, tombé le 20 Décembre, à trois heures, de la hauteur de dix mètres environ, au bâtiment de M. Lestienne, rue Neuve à Roubaix, se fractura la cuisse droite. transporté à l'hôpital-civil, nous constatâmes l'état suivant : tempérament scrofuleux, trois cicatrices à la jambe droite indiquant une ancienne ostéite : fracture de la cuisse droite à deux endroits différents vers le tiers supérieur et vers le tiers inférieur, laissant un fragment moyen de douze centimètres. Les fractures réduites; nous appliquâmes le moule en Gutta-Percha Ferrée en comprenant une partie du bassin et une partie du genou. Il ne survint aucun gonflement, le blessé marche par la déambulation avec des béquilles, la santé devint, excellente. Nous employâmes le Lundi 19 Novembre, un nouveau mode de déambulation, sans baton ni béquilles et qui permit au blessé de marcher et monter un escalier.

Le bandage se compose d'un moule fait sur la fesse et la partie postérieure de la cuisse, et de deux tiges qui tenant à un étrier, s'allongent se raccourcissent et sont fixées sur le moule. Cet appareil appliqué au-dessus du pantalon du blessé et fixé avec des tours de bande, permet au blessé de se promener en tout sens en prenant point d'appui sur le membre sain et sur le bassin et la fesse du côté de la cuisse fracturée.

Le jeune François ne se couche que pour passer la nuit et dans la journée l'exercice continuel qu'il fait sans fatiguer le membre, contribue à lui procurer une excellente santé.

Nous constatons aujourd'hui 1er Décembre 1855, que les deux fractures sont parfaitement réduites et consolidées, mais ne sont peut-être pas suffisamment solides pour permettre le point d'appui sur le membre fracturé : ce nouvel appareil convient au blessé beaucoup mieux que les béquilles ne le gêne en aucune manière, ne produit pas de douleur, et permet une plus grande étendue dans les mouvements. Dans quelques jours le jeune François sortira de l'hôpital et son traitement aura prouvé une fois de plus qu'en procurant au blessé atteint de fractures des membres inférieures la possibilité de se mouvoir et de prendre l'air, la santé du blessé n'est point compromise, et la guérison des fractures est plus prompte et moins douloureuse.

Nous sommes heureux de constater que le membre blessé ne présente pas de raccourcissement bien que le fémur ait été fracturé à deux endroits différents, et nous nous croyons en droit d'attribuer cette absence de raccourcissement à deux causes : 1° l'application du moule en Gutta-Percha Ferrée sur un membre mis dans une extension complète ; 2° le poids du membre qui balance dans l'intervalle des deux tiges métalliques.

Nous faisons des vœux pour que ce moyen soit employé à l'armée; là plus qu'en toute autre circonstance, il est appelé à sauver les membres et la vie de nos braves soldats.

N° 15 — MORLIGHEM Charles, 17 ans, rattacheur chez M. É. Motte, fracture comminutive de l'avant-bras droit, du carpe et du métacarpe, séparation complète du cubitus, qui fait un angle droit avec le radius auquel il reste attaché près de l'articulation du coude, entré à l'hôpital-civil de Roubaix le 5 Novembre 1855, réparation du membre, moule antérieur en Gutta-Percha Ferrée, pansement deux fois le jour, conservation complète du membre, guérison entière après le détachement du feuillet externe du cubitus qui avait été dépouillé du périoste. Revu en 1859, le membre est parfait et le jeune Morlighem travaille au tissage comme s'il n'avait jamais éprouvé de blessure.

N° 16. — VERCRUISSE Frédéric, de 50 ans, fracture de la clavicule gauche, entré à l'hôpital le 14 Octobre 1855, scapulums en Gutta-Percha Ferrée, sorti le 1er Janvier 1856.

N° 17. — LEFEBVRE Alexandre, 64 ans, fracture de l'humérus gauche au tiers supérieur datant trois jours, moule en Gutta-Percha Ferrée comprenant l'épaule et se contournant sur le bras, fixation du moule contre le corps par une bande; entré à l'hôpital le 3 Mai 1855, guérison le 5 Juillet 1855.

N° 18. — LEPAUTRE Léopold, 15 ans, fracture des deux cuisses, du bras et de l'avant-bras gauche, moules en Gutta-Percha Ferrée comprenant le bassin et se contournant sur les cuisses, moules du bras et de l'avant-bras gauche, entré à l'hôpital le 2 Janvier 1855, sorti le 10 Avril 1855.

N° 19. — DEFRENNE Pierre, 21 ans, fileur chez M. Grimonprez-Tiberghien, arrachement du bras droit à l'insertion deltoïdienne dans les poulies d'une fabrique, complément de l'amputation; guérison. Formation d'un manchon en Gutta-Percha Ferrée terminé par un crochet et retenu au corps par une courroie passant sur la clavicule gauche, entré à l'hôpital le 4 Juillet 1855, sorti le 17 Juillet 1855.

N° 20. — VANDEBASTEAU Gustave, 17 ans, déchirure de deux doigts, de la main droite, moule en Gutta-Percha Ferrée, entré à l'hôpital le 22 Novembre 1855, sorti le 24 Novembre 1855, continuation des doigts artificiels faits à la consultation gratuite de l'hôpital, guérison le 8 Octobre 1855.

N° 21. — GRAUREL Valery, débourreur chez M. Étienne

Motte, 26 ans, déchirure de la verge dans les engrenages des cardes, entré à l'hôpital le 5 Novembre 1855, pansement avec la Gutta-Percha Ferrée, réunissant les lambeaux et formant un étui protecteur aux parties génitales, sorti le 23 Novembre 1855.

N° 22. — WILFART Augustin, 23 ans, tumeur blanche du coude, le 13 Février 1855, Gutta-Percha Ferrée, sorti de l'hôpital le 5 Juillet 1855.

N° 23. — VROMANE Pierre, 56 ans, blessure à la main droite, Gutta-Percha Ferrée deux fois le jour, entré à l'hôpital le 11 Octobre 1855, sorti le 28 Octobre 1855.

N° 24. — DESMONS Théodore, 55 ans, entorse au pied droit depuis quatre jours, entré à l'hôpital le 26 Janvier 1855, moule en Gutta-Percha Ferrée, guérison le 3 Mars 1855.

N° 25. — BAUDUIN Charles, 36 ans, luxation pathologique de l'articulation femor-tibiale et ankylôse vraie, depuis longues années ayant subi un grand nombre de traitements dans les hôpitaux des grandes villes, entré le 3 Avril 1855, moule postérieur en Gutta-Percha Ferrée, guérison avec conservation du membre ankylôsé.

N° 26. — GENEVORT Jean, tumeur blanche au genou gauche amputation, cuissart en Gutta-Percha Ferrée, entré à l'hôpital le 17 Mars 1855.

N° 27. — CRUSE Césarine, née le 9 Novembre 1855, deux pieds bots de naissance, appareils en Gutta-Percha Ferrée renouvelés tous les jours, 25 Décembre cessation des appareils, revue le 13 Février 1856, guérison parfaite.

N° 28. — LEPERS Victorine, 4 ans, au Pil, fracture de l'avant-bras gauche, guérison le 29 Octobre 1855.

Fracture de la rotule droite.

N° 29. — LASAFFE Louis, âgé de 48 ans, tisserand de profession, se fractura la rotule droite le 11 Janvier 1856 ; transporté à l'hôpital quelques jours après, nous constatâmes une fracture de rotule dont les fragments étaient distants d'environ 0,04 cent., le genou était considérablement tuméfié, nous appliquâmes un appareil en Gutta-Percha Ferrée de la manière suivante :

Le tiers inférieur de la cuisse fût recouvert d'une plaque de 3 mill. environ d'épaisseur dans les deux tiers de sa circonférence, le tiers supérieur de la jambe fût recouvert d'une plaque semblable, laissant le jarret à découvert dans l'étendue de 6 c. environ, pour faciliter la pression des deux moules. Les bords rotuliens de ces deux plaques furent percés de douze trous dans lesquels on fit passer un cordon, de manière à former des anses; l'appareil ainsi disposé, nous appliquâmes la portion fémorale du moule à 4 cent. du bord supérieur de la rotule en la fixant par des tours de bande convenablement serrés, nous plaçâmes le moule tibial de la même manière, en laissant à découvert les anses des cordons, nous plaçâmes un lacet alternativement dans chaque anse en rapprochant les deux moules l'un de l'autre de manière à affronter les deux fragments de la rotule. Nous appliquâmes sur l'appareil un moule de 45 cent. environ de longueur sur la moitié de la circonférence du membre albdominal, ce moule fut convenablement serré par des tours de bandes et pour terminer l'appareil, nous fîmes un moule postérieur comprenant aussi la moitié de la circonférence de la cuisse et de la jambe.

Quelques instants après le durcissement de la Gutta-Percha Ferrée le blessé fût placé sur les deux jambes, il se transporta dans l'hôpital au moyen de béquilles. Le lendemain l'appareil fût levé, le genou avait éprouvé une grande diminution de volume, le blessé n'avait point souffert; pendant dix jours le moule fût levé tous les jours et pour éviter la pression des bords rotuliens des moules, nous placâmes de petites parties de Gutta-Percha Ferrée, destinées à supporter la pression opérée par le rapprochement des anses. Le traitement fût continué de la même manière jusqu'au 28 Mars 1856, où la guérison de la fracture fût constaté. Les fragments paraissaient dans un rapport complet d'adhérence, et pour éviter la distension qui se produit ordinairement dans les fragments rotuliens, lorsque le genou est plié, nous fîmes un moule postérieur de 2 mill. environ d'épaisseur, que le blessé continua à porter pendant quelque temps. Vers le milieu du mois d'Avril nous revîmes le blessé, et nous appliquâmes sur la partie antérieure du genou une plaque de Gutta-Percha Ferrée, ramollie dans l'eau bouillante qui nous procura l'empreinte exacte des parties.

Réflexions : l'appareil en Gutta-Percha Ferrée appliqué sur un membre, tuméfié a favorisé son désenflement, bien loin de produire une inflammation. Il a permis la locomotion immédiate du blessé avec des soutiens (par précaution pendant les premiers jours) et bientôt par les seules ressources de l'individu. Il a évité le séjour du lit si douloureux pour l'individu atteint de fractures des membres abdominaux et l'on a constaté que Lasaffe avait augmenté de volume pendant le traitement de sa blessure.

N° 30. — VAREUSE Mélanie, 45 ans, rousse, tempérament scrophuleux, rue du Nord, N° 4, ulcère gangréneux de la jambe gauche depuis un an, le 26 Janvier 1856, Gutta-Percha Ferrée mince, renouvelée chaque jour, le 1er Février amélioration, le 16 Février guérison.

N° 31. DEVERENUS Pierre, 7 ans, près la Station, fracture du radius gauche près l'articulation humérale, survenue le 7 Janvier 1856, méconnue depuis trois semaines, Gutta-Percha Ferrée le 28 Janvier, guérison le 16 Février 1856.

N° 32. — TESSE Félix. 10 ans, maison Delattre, Fosse-aux-Chênes, fracture de l'épicondyle gauche le 21 Mars, moule postérieur en Gutta-Percha Ferrée, guérison le 15 Avril 1856.

N° 33. — VAMNEULDER Mathilde, 26 mois, cour Chérubart, N° 6, fracture de la cuisse droite, 4 Février, Gutta-Percha Ferrée, mouvement et changement de position de la blessée, qui est transporté à la consultation gratuite de l'hôpital pour recevoir les soins de chirurgie, guérison le 6 Mars 1856. L'enfant a été préservée de l'inconvénient produit par les urines et la consolidation est parfaite sans raccourcissement.

N° 34. — LEBRUN Eugène, chez Duriez, déchirure du médius gauche le 5 Mars, Gutta-Percha ferrée, guérison le 14 Mars 1856.

N° 35. — PROUVOST Henri, rattacheur chez M. Henri Mathon déchirure du bras droit le 18 Mars, Gutta-Percha Ferrée, guérison le 20 Avril 1856.

N° 36. — DHOGHE Célestin. 20 ans, Trié St-Joseph, éclat de feu dans le talon droit, chez M. Henri Coinne, le 6 Février 1856, Gutta-Percha Fer rée le 14 Février, guérison le 19 Février 1856.

N° 37. — LESAGE Louis, 7 ans, Fort-Mulliez, fracture des deux os de l'avant-bras au tiers supérieur, Gutta-Percha Ferrée le 27 Janvier 1856, guérison parfaite le 2 Mars 1856.

N° 38. — DELALOT Auguste, 25 ans, cour à Cloux, fileur chez M. Motte-Bossut, le 2 Février 1856, arrachement du pouce droit complètement enlevé, manchon en Gutta-Percha Ferrée, continuation d'un léger travail, guérison le 5 Avril, continuation du moule en Gutta-Percha comme moyen protecteur.

N° 39. — CARTREUIL Charles, 50 ans, domestique de M. Dhalluin-Despretz, coup de ferment à la main gauche, divisant l'extrémité du cubitus le 21 Mars dans la soirée, le 22 Mars Gutta-Percha Ferrée, guérison le 18 Avril 1856.

N° 40. — GRENIER Édouard, 29 ans, rue de la Tuilerie,

N° 2, fracture du radius droit pris dans un engrenage, Gutta-Percha Ferrée le 30 Mars, guérison le 6 Mai 1856.

N° 41. — Ourdisseur chez Screpel, entorse du pied droit, moule en Gutta-Percha Ferrée, marche immédiate, guérison.

N° 42. — DELGRANGE Léonard, 7 ans, au Pil, deux pieds bots. Gutta-Percha Ferrée le 31 Mars, guérison le 15 Juin 1856.

N° 43. — DELATTRE Catherine, Galon-d'Eau, fracture de l'avant-bras gauche le 1er Avril, guérison le 15 Mai 1856.

N° 44. — PROUVOST Florimond, déchirure de la peau du pouce droit, le 4 Avril Gutta-Percha Ferrée, guérison le 26 Avril 1856.

N° 45. — MESCART Catherine, 15 ans, blessure du bras gauche par engrenage chez M. Duburcq, le 8 Avril Gutta-Percha Ferrée, guérison le 17 Avril 1856.

N° 46. — MARISSAL Julie, 20 ans, au Fontenoy, N° 120, peignerie chez MM. Morel et Cie, le 23 Avril pouce gauche écrasé, Gutta-Percha Ferrée, guérison le 24 Juin 1856.

N° 47. — LAHUTTE Henri, 19 ans, Pont de la Brasserie, rattacheur chez Motte-Bossut, arrachement de la troisième phalange du médius droit le 28 Mai 1856, Gutta-Percha Ferrée, guérison le 29 Juin 1856.

N° 48. — BRAI Sylvie, 18 ans, rattacheuse chez M. Henri Delattre, déchirure de l'auriculaire droit par engrenage, le 18 Mai doigt artificiel en Gutta-Percha Ferrée, guérison le 10 Juin 1856.

N° 49. — CASTEL Martine, Pont du chemin de fer, rattacheuse chez M. Duriez, déchirure du doigt médius, le 17 Juin Gutta-Percha Ferrée, guérison le 28 Juillet 1856.

N° 50. — LADESSOUS Auguste, maison Delannoy, rue du Collége, pieds bots de naissance, Gutta-Percha Ferrée le 17 Juin, guérison le 1er Août 1856.

N° 51. — DELAPLACE Achille, 28 ans, maison Duverger à l'Épeule, fracture de l'acromion droit suite d'une chûte sur l'épaule du haut d'un métier le 12 Mai 1856, scapulums en Gutta-Percha Ferrée, guérison le 28 Mai 1856.

N° 52. — LECONTE Constance, 29 ans, rue du Collége, cardeuse chez M. Lejeune, déchirure de l'indicateur gauche depuis dix-huit semaines, le 22 Juin Gutta-Percha Ferrée, guérison le 23 Juillet 1856.

N° 53. — ALLARD Albertine, 11 ans, rue de l'Épidème, déchirure de l'annulaire droit par engrenage le 27 Juin 1856, guérison le 12 Juillet 1856.

N° 54. — LEGRAND Alphonsine, 11 ans, à l'Alouette, fracture des deux os de l'avant-bras, le 24 Juin 1856 Gutta-Percha Ferrée, guérison le 3 Août 1856.

N° 55. — RAYMOND J.-B., 11 ans, Vert-Chemin, le 30 Juin 1856, fracture des deux os de l'avant-bras gauche, Gutta-Percha Ferrée, guérison le 6 Juillet 1856.

N° 56 — DELGRANGE Nicolas, 56 ans, déboureur chez M. Lahousse, déchirure des troisièmes phalanges des doigts de la main droite dans les engrenages des batteurs le 3 Juillet 1856, Gutta-Percha Ferrée, guérison le 20 Juillet 1856.

N° 57. — DUFERMONT Émile, 12 ans, rattacheur chez M. Motte-Bossut, forte contusion à la tête et fracture de la clavicule gauche au tiers externe, le 6 Août Gutta-Percha Ferrée, guérison le 20 Août 1856.

N° 58. — LERUSTE Louis, 19 ans, fileur chez M. Lejeune, pouce droit déchiré par les engrenages le 14 Août 1856, Gutta-Percha Ferrée, guérison.

N° 59. — LEPERS Augustin, 56 ans, blessure du pied le 16 Août, Gutta-Percha Ferrée, guérison le 11 Septembre 1856.

doigt artificiel en Gutta-Percha Ferrée. guérison le 10 Décembre 1856.

N° 60. — DUMEZ PIERRE, 13 ans, cour du boucher du Roi, forte contusion du pied droit, à l'escalier de M. Motte-Bossut, moule du bas de la jambe et du pied en Gutta-Percha Ferrée le 8 Octobre 1856, guérison le 18 Octobre 1856.

N° 61. — GUÉRIN ÉDOUARD, à la filature de M. Motte-Bossut, fracture du bras droit le 20 Mai 1856, moule en Gutta-Percha Ferrée, guérison le 15 Juin 1856.

N° 62. — STEINDRE LOUIS, 11 ans, paralysie complète du membre inférieur gauche, rétraction des muscles soleaire et jumeaux, section du tendon d'Achille, amélioration très rapide du membre, marche le troisième jour à l'aide d'un bâton, Gutta-Percha Ferrée le 2 Septembre 1856.

N° 63. — DUQUESNOY CHARLES, 11 ans, demeurant au Pil, fracture du coude le 7 Août 1856, (l'épiphyse de l'humérus) Gutta-Percha Ferrée, guérison le 16 Septembre 1856.

N° 64. — TANGHE FRANÇOIS, 10 ans, fracture de l'humérus droit le 10 Août 1856, Gutta-Percha Ferrée, guérison le 16 Septembre 1856.

N° 65. — PROUVOST JACQUES, 48 ans, au Trichon, ulcère à la jambe, pansement avec la Gutta-Percha Ferrée, le lendemain grande amélioration, guérison le troisième jour.

N° 66. — VANBUXELLE CHARLES, 11 ans, cour des trois Mollettes, tisserand chez M. Dillies, déchirure de l'extrémité de l'indicateur gauche le 3 Octobre, doigt artificiel en Gutta-Percha Ferrée guérison le 10 Octobre 1856.

N° 67. — QUINT CASIMIR, 5 ans, au Fontenoy, N° 80, fracture de la clavicule droite le 5 Août 1856, scapulums en Gutta-Percha Ferrée, guérison le 24 Août 1856.

N° 68. — DOLANDE HENRI, 40 ans, cour Cheval, le 2 Août

1856, luxation complète de l'articulation du coude, (l'avant-bras serré dans des balles de laines fût tordu complètement sur l'humérus, le corps faisant un tour complet), cas d'amputation, moule postérieur en Gutta-Percha Ferrée, guérison le 25 Août 1856. Revu le 20 Septembre 1856, tous les mouvemements de l'articulation sont possibles et le blessé se livre au travail.

N° 69. — COUQUE Hortense, 14 ans, au Tilleul, tumeur blanche radio carpienne gauche, 4 Juin moule en Gutta-Percha Ferrée soutenant l'avant-bras et la main, guérison compléte.

N° 70. — LEBRUN Isidore, 5 ans, maison Loiseau à la Potennerie, fracture de l'avant-bras, le 16 Octobre moule en Gutta-Percha Ferrée antérieur et postérieur alternativement, guérison le 23 Novembre 1856.

N° 71. — DELMAL Fidèle, 11 ans, cour Hazebrouck au Trichon, carie du calcanéum droit, entré à l'hôpital le 15 Janvier 1856, extraction du squelette osseux du calcanéum en ménageant le tendon d'Achille, l'aponéorose plantaire et le périoste; sorti de l'hôpital le 2 Mars, continuation des moules en Gutta-Percha Ferrée revu le 23 Octobre 1856, marche aussi facile sur un pied que sur l'autre malgré le développement plus considérable du talon; revu le 18 Mai, marche facile, continuation de la carie; revu en 1859 la marche est parfaite, le talon est un peu plus volumineux et Delmal porte une chaussure ordinaire.

N° 72. — NOUCQUES Julie, 30 ans, maison Brulois à Maufait, main gauche écrasée le 21 Octobre 1856 entre une trappe, le 28 Octobre, la partie dorsale des quatre doigts gauche était fortement endommagée, on fit quatre doigts artificiels en Gutta-Percha Ferrée qui furent renouvelés tous les jours jusqu'au 21 Janvier date de la guérison, Julie Noucques continua son travail de journalière.

N° 73. — VALQUIN Charles, 19 ans, ouvrier ferblantier, se

blessa avec un tournevis le 19 Novembre 1856, cet instrument pénétra dans l'éminence thénar gauche et fit une profonde blessure, un moule fût appliqué sur le pouce et le poignet, fixé à l'avant-bras par une bande de Gutta, et Valquin alla se livrer à son travail ordinaire. L'articulation du poignet, la première phalange du pouce se trouvait fixée, tandis que l'opposition devait se faire encore avec les autres doigts par l'extrémité du pouce laissé libre, le 20 Novembre l'inflammation de la main diminue et le 28 Novembre, Valquin qui n'a jamais cessé de travailler ne se ressent plus de sa blessure.

N° 74. — ROUVIÈRE Émile, 12 ans, entorse du pied gauche, chez M. Motte-Bossut, moule en Gutta-Percha Ferrée, le 12 Novembre 1856 marche immédiate, guérison le 21 Novembre 1856.

N° 75. — DEBOVILERS Augustine, 25 ans, maison Delannoy rue du Collége, déchirure de deux doigts droits pris dans les peignes à la peignerie de M. Amédée-Prouvost, doigts artificiels en Gutta-Percha Ferree, renouvelés chaque jour, guérison le 30 Janvier 1857

N° 76. — DELMOTTE Adelaïde, 19 ans, soigneuse au détirage de la fabrique de M. Henri Delattre, compressions des métacarpiens gauches entre le peigne et le cylindre, le 10 Janvier 1857 pansement avec la Gutta-Percha Ferrée, continuation du travail, qui nécessite l'emploi continuel des mains, guérison le 10 Février 1857.

N° 77. — DORÉMUS Émile, âgé de 12 ans, tomba le Dimanche 31 Mai 1857, vers sept heures du matin en glissant sur les grés d'un trottoir, le blessé perdit connaissance et fût transporté dans une maison voisine. Quelques temps après, les parents prévenus vinrent le chercher pour le transporter à son domicile. Après un certain temps il put marcher et se plaignit d'une grande douleur à l'avant-bras. Les parents s'en préoccupèrent peu, cependant le Mercredi suivant ils vinrent le présenter à la consultation gratiute de l'hôpital. Nous reconnûmes une fracture des deux os de l'avant-bras gauche vers le tiers inférieur et le fragment supérieur du radius, faisait saillie à travers les téguments, un moule en Gutta-Percha Ferrée fût appliqué sur la place palmaire de l'avant-bras et de la main, laissant libre l'intervalle interrosseux postérieur de l'avant-bras, Jeudi 4 Juin le moule est enlevé, l'avant-bras lavé avec de l'eau chlorurée est recouvert du même moule maintenu par une bande roulée. Le Mardi 9 Juin, on remarque un peu de suppuration vers l'endroit qui avait livré passage au fragment supérieur du radius, mais le membre est dans un état d'intégrité parfaite et ne porte aucune trace d'inflammation. Le moule est appliqué tantôt sur la face dorsale, tantôt sur la face palmaire de l'avant-bras. Les pansements sont renouvelés tous les jours, et le Samedi 4 Juillet, la fracture du jeune Dorémus est complètement consolidée. Les mouvements de pronation et de supination sont très-étendus. La petite plaie grande comme une toute petite lentille continue à fournir au pansement une petite goutte de sang, je dis au pansement parce que dans les fractures je maintiens un petit moule en cas d'évènements, même dans les fractures consolidées, ce moule ne gênant pas le blessé et préservant les parties fracturées de toute lésion,

Dans ce mois de Septembre 1857, une petite lentille osseuse sortit par l'endroit de la peau qui avait donné passage au fragment supérieur du radius dénudé, et quelques mois après ayant eu occasion de voir cet enfant, il nous fit connaître qu'il n'avait plus éprouvé aucune gêne. Son membre est dans un état parfait.

Pied bot équin, section du tendon d'Achille, appareils en Gutta-Percha Ferrée, guérison.

N° 78. — PROUVOST Antoine, âgé de 28 ans, pied atteint dans son enfance d'une rétraction de la jambe gauche sur la cuisse, et du pied sur la jambe, entré à l'hôpital de Roubaix en 1853, mon oncle feu le docteur Lespagnol et moi, nous lui fîmes la section des tendons de la patte d'oie, et des brides ligamenteuses, qui retenaient la jambe pliée sur la cuisse. Cette opération eût pour résultat le redressement de la jambe, mais l'empreinte sur le pied fût remise à une époque plus éloignée.

Le blessé sortit de l'hôpital, marchant tant bien que mal sur un pied difforme. Cet état se prolongea jusqu'au 20 Février 1857, jour de son entrée à l'hôpital.

Le pied est dans une extension telle que Prouvost marche sur le dos des gros orteils et sur le dessus du pied; cette marche est excessivement difficile et très douloureuse. Le 21 Février on pratique la section du tendon d'Achille et on façonne sur le pied un appareil en Gutta-Percha Ferrée, qui maintient la position fléchie que l'on n'obtient qu'avec une grande difficulté, à cause de la rétraction de l'aponévrose plantaire qui met nn rude obstacle à la position normale du pied.

Le 22 Février, amélioration de la position, facilité plus grande pour fabriquer l'appareil. Le 23, 25 Février, mêmes soins, nouvel appareil quotidien, aucun accident ne se manifeste et Prouvost se promène dans l'hôpital avec l'aide d'un bâton et en prenant point d'appui sur le pied opéré.

Pendant le mois de Mars, les moules sont renouvelés tous les trois jours, et le pied se rapproche de plus en plus de la forme normale, au moyen d'un plus haut talon, Prouvost peut marcher sur le pied, ce talon qui, dans le principe avait 9 centimètres de hauteur se trouve réduit à 3 centimètres. Le 30 Mars jour de la sortie de Prouvost de l'hôpital

N° 79. — Julie MONIQUE, 30 ans, maison Brulois à Maufait, main gauche écrasée le 21 Décembre 1856 dans une trappe, le 28 Décembre 1856, quatre doigts déchirés, face dorsale enlevée, quatre doigts en Gutta-Percha Ferrée renouvelés tous les jours, guérison le 22 Janvier 1857.

N° 80. — DUCROGNET MICHEL, 21 ans, fracture de la clavicule gauche, entré à l'hôpital le 23 Décembre 1857, sorti le 5 Janvier, scapulums en Gutta-Percha Ferrée.

N° 81. — MUTO AUGUSTE, 60 ans, fracture de la rotule, entré le 10 Janvier, sorti le 13 Avril 1857. Marche sur le membre blessé pendant tout le traitement.

N° 82. — TESBUCHT PAUL, 59 ans, fracture du corps de l'omoplate droit, entré le 13 Mars, sorti le 13 Avril.

N° 83. — DEMOULEZ HENRI, blessure à la main droite, coupure par un couteau, entré le 13 Avril, sorti le 20 Avril, Gutta-Percha Ferrée.

N° 84 — DUBAR ADELINE, 17 ans, cour Destombes, N° 12, le 3 Juillet luxation du quatrième métatarsien, Gutta-Percha Ferrée guérison le 6 Juillet 1857.

N° 85. — DEBODINANCE, 59 ans, luxation femora tibiale gauche, déchirure du lizement latéral externe, le 19 Mars Gutta-Percha Ferrée, marche immédiate.

N° 86. — GHERLT CONSTANT, 50 ans, fracture de l'omoplate droit et des 1er, 2e et 3e côtes droites, le 6 Mai Gutta-Percha Ferrée sorti le 25 Juin 1857.

N° 87. — DELAHAYE C., 10 ans, Embranchement, fracture du radius et du cubitus gauche au tiers supérieur le 15 Juillet 1857 Gutta-Percha Ferére.

N° 88. — LEPLAT ANTOINE, 23 ans, de Courtrai, demeurant fort St-Joseph, N° 132, cour derrière maison Delattre, s'apperçut vers le 4 Juillet 1857, qu'il avait un panaris à l'indicateur droit, le 9 Juillet le doigt était enflé et douloureux, nous fîmes une section horizontale de la pulpe du doigt, comprenant la peau et une partie du tissu cellulaire dans une étendue de quinze millimètres.

Le pus sortit avec facilité et entraîne une partie du bourbillon. Un doigt en Gutta-Percha Ferrée fût façonné sur le doigt de l'individu, en appliquant une feuille de 2 millimètres ramollie dans l'eau bouillante et réunie de manière à pouvoir être divisée par les ciseaux qui sondent les deux bords de la division. Le 10 Juillet même pansement, cessation des douleurs et Leplat pourrait travailler si son travail de tourneur en fer n'exigeait pas la pression continuelle de l'indicateur droit, le 15 Juillet guérison.

N° 89. — CARPENTIER PAULINE, âgée de 12 ans et demi, soigneuse à la carderie chez M. Duriez, passait le bras droit dans un engrenage intermédiaire, lorsque la machine se mettant en mouvement lui fractura l'humérus droit à un demi pouce de l'insertion du deltoïde dont les fragments étaient dénudés de leur périoste et produisit une blessure de la peau et des muscles du bras à l'exception du muscle biceps, de l'artère radiale, du nerf médian enveloppé dans un lambeau de peau de quatre centimètres, tordu sept fois sur lui-même. L'humérus était fracassé, plusieurs esquilles furent retirées et après avoir détordu le lambeau du membre qui restait, on rapprocha par quelques points de suture les chairs divisées et meurtries, après en avoir séparé les parties les plus broyées et l'on maintint le tout par un moule en Gutta-Percha Ferrée partant du scapulum jusqu'au bout des phalanges, l'avant-bras demi fléchi, on ne sentit pendant les premiers 24 heures aucune pulsation dans les artères de l'avant-bras. Le lendemain la peau du bras et de l'avant-bras présentèrent une couleur normale, quelques pulsations se firent sentir à l'artère radiale, la sensibilité même se développait par la pression du pouce. Les pansements furent continuer tous les jours, les moules en Gutta étaient formés sur le bras enlevés à chaque pansement et maintenus par le premier moule général dont nous avons parlé plus haut. Le 9 Décembre 1856, le séquestre se détacha et les plaies se cicatrisèrent, on n'obtint point la réunion des os, mais une fausse articulation.

Cette fausse articulation maintenue par un appareil en Gutta-Percha Ferrée composé de deux pièces : un moule interne faisant la fourchette sur le deltoïde, un moule externe recouvrant les deux tiers de la circonférence du bras, maintient suffisamment le membre pour permettre à la jeune Pauline Carpentier de se livrer au travail du chariot qui nécessite le mouvement circulaire continu du bras fracturé. Elle peut mettre la main sur la tête, à l'oreille et à la bouche sans éprouver de douleur et sans aucune difficulté.

Le 10 Juillet l'état général de la santé est très-satisfaisant, l'avenir décidera si une réunion osseuse aura lieu naturellement sans qu'on soit obligé de recourir à la resection des deux fragments du membre.

Revue le 10 Avril 1859, la jeune Pauline Carpentier s'est développée, le bras a continué à croître en volume et en longueur dans la même proportion que le reste du corps; *elle se sert du membre blessé pour tous les travaux journaliers* et peut même le poser sur la tête quand il est privé de son appareil protecteur en Gutta-Percha Ferrée. Cependant la fausse articulation existe encore et nous croyons devoir différer l'emploi de la résection, attendu la consolidation de jour en jour plus grande du membre, les deux fragments de l'humérus étant entourés d'une quantité considérable de tissus fibreux.

N° 90 — LERY Pierre, 55 ans, arthruite du genou gauche, 13 Novembre Gutta-Percha Ferrée, sorti le 18 Novembre 1857.

N° 91. — DELEUX Florimond, 39 ans, fracture comminutive de la jambe gauche, 19 Novembre Gutta-Percha Ferrée, sorti le 28 Décembre 1857.

N° 92. — VANDEVINCKEL Auguste, 47 ans, entorse au pied, 9 Décembre Gutta-Percha Ferrée, sorti le 29 Decembre 1857.

N° 93. — CORNILLE Émile, 13 ans, fracture de la cuisse droite. Marche par déambulation pendant le temps du traitement.

N° 94. — DELCOURT, fracture de la cuisse droite, 8 Juin, Gutta-Percha Ferrée sorti le 21 Août 1857. Marche par déambulation.

N° 95. — RAOULT Louis, carie des os, Gutta-Percha Ferrée, sorti le 31 Juillet 1857.

N° 96. — DRAGON Alexandre, 32 ans, fracture de l'avant-bras droit, 13 Juillet Gutta-Percha Ferrée, sorti le 16 Août 1857.

N° 97. — DESTOMBES Cyriaque, 42 ans, nez artificiel en Gutta-Percha Ferrée, fixé par des crochets en fil de cuivre recouvert de Gutta-Percha introduits dans les narines, le 13 Juillet 1857.

N° 98. — LEGRAND Antoine, 34 ans, chairs de l'avant-bras arrachées, le 7 Août, sorti le 20 Août 1857.

N° 99. — DESMEDT Cyprien, 22 ans, talon perforé, le 18 Août, entré à l'hôpital avec le tétanos le 21 Août, décédé le 23 Août 1857.

N° 100. — LOCUFIER Louis, 38 ans, menuisier, fracture comminutive du bras et de l'avant-bras gauche, 27 Août 1857, l'humérus sortant à travers la peau, sorti le 10 Octobre 1857. g. p. f.

N° 101. — HERTELET François, 58 ans, phlegmon au pied droit, le 26 Août, sorti le 11 Septembre 1857. g. p. f.

N° 102. — VERNAER Auguste, 25 ans, arthrite du genou, 5 Septembre moule postérieur en Gutta-Percha Ferrée, sorti le 20 Septembre 1857.

N° 103. — ANCELIN Gustave, 14 ans, entorse au pied droit, le 27 Octobre Gutta-Percha Ferrée, sorti le 31 Octobre 1857.

N° 104. — GARREMINCK J.-B., 23 ans, fractures comminutives des deux jambes, amputation de la jambe gauche, 9 Octobre tétanos, décédé le 17 Octobre 1857.

N° 105. — DESONTER Édouard, 18 ans, entorse au pied gauche, 7 Novembre Gutta-Percha Ferrée, sorti le 14 Novembre 1857.

N° 106. — LESCROART Louis, 54 ans, fracture de la 3e vertèbre cervicale, le 18 Novembre 1857, sorti le 13 Janvier 1858.

N° 107. — VICTOR DEVEUGLE, 17 ans, fracture de la clavicule droite, entorse du poignet, le 25 Novembre Gutta-Percha Ferrée, sorti le 6 Janvier 1858.

N° 108. — DARON ADOLPHE, 6 ans, blessure grave du pied, 3 Décembre Gutta-Percha Ferrée, sorti le 10 Janvier 1858.

N° 109. — DELESCLUSE LOUIS, 11 ans, fracture de péroné, 13 Janvier, Gutta-Percha Ferrée et luxation du pied, sorti le 3 Février 1858. Marche sur le pied pendant le traitement.

N° 110. — SOMMEBINCQ JACQUES, 46 ans, fracture des os du nez, coupés par le fer d'une bêche, le 4 Janvier Gutta-Percha Ferrée, sorti le

N° 111. — LEPERS AMAND, 54 ans, ouvrier chez M. Alfred Motte, tombé dans une essoreuse, fracture comminutive du bras et de l'avant-bras droit, de quatre côtes droites, luxation du coude, 9 Février Gutta-Percha Ferrée, décédé le 17 Février 1858, autopsie, collection purulente dans la plèvre droite, les muscles pectoraux. Commencement de réparation des os. Bourgeonnement favorable des chairs.

N° 112. — RASSON JUVÉNAL, 32 ans, entorse le 19 Mars, pansements avec la Gutta-Percha Ferrée très-mince, sorti le 31 Mars 1858.

N° 113 — VERQUIN LOUIS, 15 ans, de Néchin, fracture de la cuisse droite près des condyles, 11 Mars Gutta-Percha Ferrée, sorti le 18 Avril 1858.

N° 114 — DELACOURT-HONORÉ, 78 ans, enlèvement d'une tumeur à la cuisse par l'écraseur Chassaignac, pansement avec la Gutta-Percha Ferrée mince 12 Avril, sorti le 16 Avril 1858.

N° 115. — GRIMONPREZ LOUIS, 58 ans, fracture de la 6me vertèbre cervicale 23 Février, sorti le 17 Avril, Gutta-Percha Ferrée guérison.

N° 116. — NISSE Charles, 37 ans, luxation scapulo humérale gauche, 29 Mars Gutta-Percha Ferrée, sorti le 3 Mai 1858.

N° 117. — DUMONT Florimond, 32 ans, fracture du péroné, 3 Mai Gutta-Percha Ferrée, sorti le 18 Mai 1858.

N° 118. — HENNO Henri, 46 ans, fracture de la cuisse droite 25 Mai, sorti le 12 Juin 1857, soins à domicile, guérison le 28 Juillet 1858. Marche sur le pied pendant le traitement.

N° 119. — DUHAMEL Narcisse, 15 ans, fracture du col de l'humérus gauche, scapulums en Gutta-Percha Ferrée placés sur un moule du bras le 22 Juin, sorti le 6 Juillet 1858.

N° 120. — POURIS Louis, 37 ans, forte contusion du pied, 4 Juin Gutta-Percha Ferrée, sorti le 12 Juin 1858.

N° 121. — DECONINCK Pierre, 17 ans, plaie contuse au pied, le 11 Juin Gutta-Percha Ferrée, sorti le 16 Juin 1858.

N° 122. — DETAILLEUR Vincent, 44 ans, plaie contuse du coude droit, 21 Juin Gutta-Percha Ferrée mince, sorti le 26 Juin 1858.

N° 123. — DELCROY J.-B., 31 ans, phlegmon de la main, 23 Juin Gutta-Percha Ferrée, sorti le 26 Juin 1858.

N° 124. — DUBOIS Constant, 33 ans, inflammation de l'articulation huméro-cubitale, 1er Juillet Gutta-Percha Ferrée, sorti le 10 Juillet 1858.

N° 125. — DELBART Jean, 52 ans, fracture de la clavicule droite, 7 Juillet Gutta-Percha Ferrée, sorti le 27 Juillet 1858.

N° 126. — DELOBEL-BUCHERON, fracture de l'avant-bras, le 21 Janvier 1858, Gutta-Percha Ferrée, continuation du travail, guérison le 13 Mars.

N° 127. — BOGARD Louis, 58 ans, fracture du tibia, et fracture de la 3me vertèbre cervicale, 20 Juilllet Gutta-Percha Ferrée, sorti le 9 Septembre 1858.

N° 128. — STEEWE FRÉDERIC, 14 ans, déchirure de l'avant-bras, carpe broyé, le 9 Juillet Gutta-Percha Ferrée, sorti le 8 Août 1858.

N° 129. — GERVOIS DÉSIRÉ, 10 ans et demi, main et avant-bras broyés dans un engrenage, 12 Août Gutta-Percha Ferrée, (nous laissons à la nature le soin de séparer le mort du vif), sorti le 6 Septembre. Conservation de deux doigts anniculaire et auriculaire avec leurs mouvements complets, continuation des pansements à la consultation gratuite de l'hôpital.

N° 130. — FRANCHOMME FRANÇOIS, 22 ans, carie du 3e métacarpien droit, 18 Août Gutta-Percha Ferrée, sorti le 1er Octobre 1858.

N° 131. — FONTAINE LOUIS, 66 ans, pythyriasis à la jambe gauche, 13 Septembre Gutta-Percha Ferrée mince, sorti le 15 Octobre 1858.

N° 132. — DEBENDER JEAN, 50 ans, fracture de la jambe droite avec sortie des fragments, 3 Septembre Gutta-Percha Ferrée, sorti le 18 Octobre 1858.

N° 133. — DESCHAMPS HENRI, 10 ans, plaie à la jambe droite par engrenage, 28 Septembre Gutta-Percha Ferrée, sorti le 28 Octobre 1858.

Nr 134. — FLORIN THÉODORE, 36 ans, ulcère à la jambe, 15 Septembre Gutta-Percha Ferrée, sorti le 28 Septembre 1858.

N° 135. — VANNESTE PIERRE, 73 ans, phlegmon à la main droite, cas d'amputation, le 6 Mai Gutta-Percha Ferrée, sorti le 18 Septembre 1858.

N° 136. — DELATTRE FRANÇOIS, phlegmon des bourses, le 17 Août Gutta-Percha Ferrée, sorti le 4 Septembre 1858.

N° 137. — BELLAIR VICTOR, 21 ans, fracture de la cuisse gauche près du col du fémur, 7 Septembre Gutta-Percha Ferrée, déambulation le 12 Septembre. le 17 Novembre 1858 guérison sans claudication.

N° 138. — LECLERCQ Jean, 30 ans, dartre générale, 9 Octobre Gutta-Percha Ferrée, sorti le 27 Octobre 1858.

N° 139. — BERGIER Charles, 23 ans, fracture comminutive de l'indicateur droit de 15 jours, 13 Novembre Gutta-Percha Ferrée sorti le 13 Décembre 1858.

N° 140. — LESTIENNE François, 25 ans, fracture comminutive de l'avant-bras droit, enlèvement du pouce et de l'indicateur droit, dénudation des cinq métacarpiens, conservation de trois doigts entiers et d'un appendice de pouce formé par une greffe d'un lambeau de l'indicateur, le 9 Novembre réapplication des chairs, sorti le 29 Décembre 1858.

N° 141 — DUBAR Louis, 55 ans, ulcère à la jambe gauche, 25 Septembre Gutta-Percha Ferrée, sorti le 5 Novembre 1858.

N° 142. — VERRHULTS Jean, 14 ans, arrachement du bras par une carde dite loup, 13 Novembre, conservation de toute la longueur du moignon fait par la blessure, manchon en Gutta-Percha Ferrée, sorti le 25 Décembre 1858.

N° 143. — COULON J.-L., 49 ans, enlèvement du bras droit fracture comminutive de la machoire inférieure, fracture comminutive de l'avant-bras gauche de la clavicule et de trois côtes gauches par la locomotive, le 3 Novembre Gutta-Percha Ferrée, mastication le quatrième jour, sorti le 15 Décembre 1858.

N° 144. — HUNO J.-B, 60 ans, conducteur de Tourcoing, fracture comminutive de la jambe droite, le 2 Novembre résorption purulente, Gutta-Percha Ferrée, décédé le 30 Novembre 1858.

N° 145. — BILMONT Charles, 56 ans, cordonnier, luxation complète du pied fracture du péroné et de la malléole du tibia, le 30 Octobre Gutta-Percha Ferrée, sorti le 2 Février 1858.

N° 146. — MOULIN Louis, 24 ans, phlegmon à la main gauche 11 Décembre Gutta-Percha Ferrée, sorti le 18 Décembre 1858.

N° 147. — BECQUART François, 30 ans, phlegmon à la

fesse gauche, 16 Novembre Gutta-Percha Ferrée, sorti le 2 Décembre 1858.

N° 148. — VAILLANT Louis, 35 ans, fracture du frontal, le 27 Décembre 1858, Gutta-Percha Ferrée, guérison.

N° 149. — VANAKER Félix, 20 ans, rue du Nord, cour Hennion, tourneur en fer chez M. Édouard Terrier, pouce droit écrasé entre le support et l'engrenage le 13 Août 1858, pouce en Gutta-Percha Ferrée renouvelé chaque jour, travail le 1er Septembre guérison le 13 Septembre 1858.

N° 150. — DESCAMPS J.-B., 16 ans, cour de l'aigle d'or, rattacheur chez M. Palatte, chûte d'un trottoir sur la partie latérale de l'avant-bras gauche, fracture des deux os au quart inférieur, Gutta-Percha Ferrée, continuation de son travail, Guérison le 16 Juillet 1858.

N° — 151. — DELMOTTE Louis, 5 ans, maison Basse, cour Bayart, chûte sur le bras droit le 5 Octobre 1858, contusion très-forte, rétraction de l'avant-bras, Gutta-Percha Ferrée en moule postérieur le 6 Octobre, le 7 amélioration, désenflement et redressement du membre, liberté de mouvement du membre supérieur, l'articulation huméro-cubitale maintenue immobile par la Gutta-Percha Ferrée, guérison le 12 Octobre 1858.

N° 152. — LADESSOUS Florine, 33 ans, chez Labitc, Fosse-aux-Chênes, panaris du pouce droit depuis le 3 Octobre 1858, Incision horizontale le 7 Octobre, Gutta-Percha Ferrée, guérison le 17 Octobre 1858.

N° 153. — DEVENIN Clémence, 7 ans, cour Lamblin, à l'Alouette, fracture de la clavicule gauche au tiers externe, suite d'une chûte sur l'épaule gauche etant montée sur un chariot le 2 Octobre 1858, scapulums en Gutta-Percha Ferrée lacés au milieu du dos, continuation de ses jeux, guérison le 23 Octobre 1858.

N° 154. — RENAUX Auguste, 11 ans, rue de la Banque contusion au coude gauche le 8 Octobre 1858, Gutta-Percha Ferrée le 13 Octobre, désenflement immédiat. guérison le 20 Octobre 1858.

N° 155. — VRAUX Malvina, 8 ans, fort Demessine, chûte sur l'épaule gauche, poussée par une compagne dans un ruisseau le 9 Octobre 1858, fracture de la tête de l'humérus, luxation en avant. Vue pour la première fois le 13 Octobre scapulums en Gutta-Percha Ferrée, réduction de la luxation et de la fracture, guérison le 30 Octobre et continuation jusqu'au 18 Novembre des scapulums qui n'empêchent pas les mouvements des membres supérieurs.

N° 156. — VANDEPUTTE Sophie, 7 ans, cour de la Trompette, bobineuse chez M. Réquillart, ongles des deux gros orteils rentrés dans les chairs, Gutta-Percha Ferrée le 4 Septembre 1858, marche immédiate sans douleur.

N° 157. — DUJARDIN Flore, 24 ans, rue de la Banque, cour Dutilleul, N° 3, panaris au doigt médius droit depuis le 21 Octobre 1858, incision horizontale le 28 Octobre, Gutta-Percha Ferrée, continuation de son travail de conducteur à la filature de M. Motte-Bossut, guérison le 8 Novembre 1858.

N° 158. — SOULIARD Joseph, 53 ans, paveur de ville, panaris du médius droit le 23 Octobre 1858, le 28 Octobre incision longitudinale, Gutta-Percha Ferrée, guérison le 10 Novembre 1858.

N° 159. DEBENNE Louis, 25 ans, tisserand au Moulin de Roubaix, phlegmon au coude droit depuis le 26 Octobre, incisions mustiples superficielles longitudinales, Gutta-Percha Ferrée très-mince, le 20 Octobre amélioration prompte, guérison le 11 Novembre 1858.

N° 160. — BERGIER Charles, 33 ans, Planche-Trouée, tisserand au métier mécanique chez M. Delattre, doigt indicateur droit écrasé dans l'engrenage, 30 Octobre 1858, Gutta-Percha Ferrée, guérison le 21 Novembre 1858.

N° 161. — SÉGARD Charles, 18 ans, rue du Galon-d'Eau,

cour Débuchy, panaris depuis le 21 Octobre 1858, le 8 Novembre incision, Gutta-Pércha Ferrée, guérison le 11 Novembre 1858.

N° 162. — MAISON Félix, 14 ans, Basse-Masure, tisserand chez M. Grimonprez, phlegmon de la paume de la main gauche le 3 Novembre, suite d'arrachement par un clou, le 8 Novembre incision longitudinale de l'auriculaire gauche, Gutta-Percha Ferrée, le 9 grande amélioration, guérison le 19 Novembre 1858.

N° 163. — HERDONCQ Marianne, 55 ans, dentelière, prés le pont du Chemin de fer, maison Delecluse, furoncle au sourcil droit depuis le 28 Octobre 1858, le 5 Novembre incision, Gutta-Percha Ferrée, le 11 Novembre grande amélioration, cessation de l'inflammation, guérison le 20 Novembre 1858.

N° 164. — GULL J.-B., 11 ans, cour du Moulin d'or, bâcleur chez M. Mimerel, coup de manivelle à la joue droite, fente oblique de la joue jusqu'à la pommette, le 14 Novembre Gutta-Percha Ferrée, 15 Novembre tissus améliorés, affaissements des bords qui ne sont plus à pic, guérison le 3 Décembre 1858, cicatrice plâte et peu visible.

N° 165. — CARRETTE Séraphine, 21 ans, au Fontenoy, 18 Octobre panaris au doigt indicateur gauche, incisé le 10 Novembre, vue pour la première fois le 25 Novembre incision horizontale Gutta-Percha Ferrée, guérison le 6 Décembre 1858.

N° 166. — DERICKE Pierre, 31 ans, fileur chez M. Grimonprez Jules, entorse du poignet depuis le 28 Novembre 1858, le 7 Décembre Gutta-Percha Ferrée, guérison le 22 Décembre 1858.

N° 167. — MOULIN Louis, 24 ans, fondeur chez M. Bizet, phlegmon à la main gauche depuis le 3 Décembre 1858, le 7 Décembre incision Gutta-Percha Ferrée, le 9 Décembre incision du médius gauche, guérison le 23 Décembre 1858.

N° 168. CATEL J.-B., 23 ans, à Croix, conducteur chez M. Broweys-Degeyter, panaris négligé depuis cinq semaines, le 7

Décembre 1858 Gutta-Percha Ferrée, le 15 Décembre guèrison.

N° 169. — DELOBEL Philomène, 15 ans, journalière aux métiers continus chez M. Henri Delattre, blessure de l'indicateur gauche le 4 Décembre 1858 Gutta-Percha Ferrée, guérison le 10 Décembre 1858.

N° 170. — DEQUECHLORE Jean-Baptiste, 48 ans, rue des Champs, N° 20, débourreur chez M. Parenthou, arrachement de la troisième phalange de l'indicateur droit le 3 décembre 1858 Gutta-Percha Ferrée continuation du travail, guérison le 18 décembre

N° 171. — LIAGRE Jean-Baptiste, 17 ans, Epeule maison Selosse, bacleur chez M. Cauchepin, phlegmon à la main depuis 3 jours, le 11 Décembre 1858, incisions Gutta-Percha, guérison le 25 Décembre 1858

N° 172. — LAMBLIN Jules, 9 ans, moulin de Roubaix, fracture de la clavicule droite en Août. Le 7 mai 1858, scapulums en Gutta-Percha Ferrée, guérison le 1 juin, revu le 12 décembre, moule des clavicules conservé en plâtre, longueur exacte des deux clavicules, nodosité des bouts fracturés à peine sensible.

N° 173. — DESQUIENS, 18 ans, rattacheur chez M. Cordonnier, blessure de la main enfermée entre le chariot du métier, le 11 Décembre, incisions multiples superficielles, Gutta-Percha Ferrée, guérison le 15 décembre 1858,

N° 174. — DUHAMEL. 15 ans, fort Lefebvre, fracture de la tête de l'humerus, le 22 Juin 1858, scapulums en Gutta-Percha Ferrée, continuation de ses jeux, mouvements libres de deux membres supérieurs, guérison le 20 juillet 1858

N° 175. — DESMARIERES, servante de ferme, panaris le 28 Juin 1858, incision, doigts en Gutta-Percha Ferrée.

N° 176. — FIEVET Alphonse, 15 ans, de Croix. Fracture de l'avant-bras le 4 Juillet 1858, Gutta-Percha Ferrée, continuation de ses jeux, guérison le 6 Août 1858

N° 177. — VAUCAMPS Louis, 10 ans, fracture des deux os de l'avant-bras gauche le 8 Juillet 1858, Gutta-Percha Ferrée, guérison le 10 août 1858.

Panaris.

N° 178. — M. PENNEQUIN, professeur au collége de Roubaix, fut pris le 12 Juillet d'une douleur violente à l'indicateur gauche 1858. Cette vive inflammation s'étendit au dos de la main et la douleur se fit sentir dans l'avant-bras. Le 13 Juillet il vint nous consulter. Nous reconnûmes une furancle à vaccioles multiples : une section fut pratiquée sur le dos de l'auriculaire et nous prescrivîmes un purgatif. Le moule fut recouvert d'un moule complet en Gutta-Percha Ferrée, fait avec une plaque d'un millimètre d'épaisseur tournée autour du doigt : les deux chefs ramenés nous excisons le surplus et la pression des lames des ciseaux forme l'adhérence des bords, ce qui donne un doigt artificiel complet. Dans la journée, M. Pennequin fit le pansement plusieurs fois en retirant ce moule et lotionnant la partie blessée avec de l'eau tiède, Le 14 Juillet nouveau pansement, amélioration : on constate que l'inflammation a cessé d'exister dans toutes les parties recouvertes par le Gutta, qu'elle existe encore un peu au-delà vers le dos de la main. Nous appliquâmes un nouveau moule s'étendant vers le dos de la main et recouvrant la partie enflammée. Le 15 Juillet le furoncle laisse sortir une certaine quantité de pus par plusieurs vacuoles et l'inflammation a cessé dans toutes les parties recouvertes du Gutta-Percha Ferrée. La peau est lisse, blanche, souple et unie la douleur a cessé. M. Pennequin renouvelle lui-même le pansement et continue ses fonctions de professeur. La main est toujours restée libre. Le 16 Juillet la guérison est complète. Cependant M. Pennequin conserve le doigt de Gutta plutôt comme moyen de protection que comme moyen de traitement.

N° 179. — PETIT Elise, ouvrière chez M. Mathon, bout du doigt arraché le 30 Mai, doigt en Gutta-Percha Ferrée, continuation du travail, guérison le 15 Juillet 1858.

N° 180. — BRUNFAUT, chauffeur, entorse le 2 Juin, Gutta-Percha Ferrée, guérison le 12 Juin 1858.

N° 181. — DEBRUYENNE, 45 ans, fracture des deux os de l'avant-bras droit, partie moyenne le 4 Juin 1858, Gutta-Percha Ferrée, continuation du travail de journalière, guérison le 15 Juillet 1858

N° 182. — NOLLET Henri, 26 ans, domestique chez M. Wibaux, entorse du genou le 4 juin 1858, moule en Gutta-Percha Ferrée, continuation du travail, guérison le 29 Juin 1858.

N° 183. — FINE Thérèse, 2 ans, fausse ankylose du coude gauche suite de fracture du col du radius, depuis 6 mois, moule postérieur en Gutta-Percha Ferrée le 1er Juin 1858, mouvement de flexion et de redressement, guérison le 15 Juillet 1858.

N° 184. — COUTEAU, 3 ans, fracture du fémur, 11 Juin, Gutta-Percha Ferrée, guérison le 15 Juillet.

N° 185. — DESROUSSEAUX Clémence, 7 ans, pied bot, 13 Juin, Gutta-Percha Ferrée, guérison sans section de tendons.

N° 186. — GROUSSET Florin, fileur, fort Saint-Joseph, le 10 Juin 1858, fracture de l'humérus, Gutta-Percha Ferrée, moulant l'épaule et se contournant sur le bras, guérison le 5 Juin.

N° 187. — AUGUSTE, domestique du collége de Roubaix, 25 ans, entorse au pied, le 15 Juin 1858, Gutta-Percha Ferrée, continuation de son travail, guerison le 2 Juillet 1858.

N° 188. — Fme DUHAYON, 42 ans, pied écrasé, le 15 Juin, Gutta-Percha Ferrée, continuation de son travail, guérison le 2 Juillet 1858.

N° 189. — HENNO, 52 ans, fracture au fémur droit au cinquième inférieur, le 2 juin 1858, réduction, Gutta-Percha Ferrée, moulant le bassin, la cuisse et toute la partie externe de la jambe, le 17 Juin sortie de l'hôpital, continuation des promenades par la déambulation, pansement dans mon cabinet, transport à voiture, marche, guérison le 20 Juillet 1858, sans aucune fausse ankylose, sans raideur du genou.

N° 190. CATEL MARIE, 56 ans, de Tourcoing, entorse du poignet le 20 Juin 1858, Gutta-Percha Ferrée, travail immédiat.

N° 191. — KENOCK JOSEPH, 14 ans, jambe fléchie sur la cuisse depuis cinq années le 21 Avril, moule postérieur en Gutta-Percha Ferrée, guérison le 30 Mai 1858.

N° 192. — DUBRON, chauffeur, 56 ans, fracture de la mâchoire inférieure, (le corps dur du maxillaire séparé de ses branches) par un coup de la tige du piston d'une machine à vapeur, le 21 Avril 1858, réduction, moule extérieur en Gutta-Percha Ferrée, retenu au sommet de la tête par un large cordon portant deux élastiques au niveau des condyles du maxillaire; continuation des mouvements de la mâchoire, nourriture de potages, œufs, liquides pendant 5 jours, mastication légère au 6me jour sans aucun déplacement des fragments, mastication des aliments solides au 15me jour sans déplacement des fragments, la fronde en Gutta suivant les mouvements d'oscillation de la mâchoire inférieure, guérison complète le 29 Mai 1858. (Moule en plâtre conservé.)

N° 493. — Mme LIMOISIN, de Saint-Omer, 58 ans, tumeur vplumineuse à la tête depuis longues années, enlèvement le 22 Avril 1858, application de la Gutta-Percha Ferrée, épaisse de 3 millimètres, guérison sans aucun pansement le 26 Avril 1858.

N° 194. — DELNEUSCOUR JEAN-BAPTISTE, Fontenoy, entorse le 22 Avril 1858, Gutta-Percha Ferrée, marche immédiatement, guérison le 29 Avril 1858.

N° 195 — VILLEMYNS ÉLISA, fracture de la cuisse le 23 Avril

1858, moule en Gutta-Percha Ferrée comprenant le bassin, la cuisse, la jambe et la partie supérieure du pied, guérison le 28 Mai. L'enfant a pu être transporté pendant tout le traitement, et les pansements ont été faits au domicile du chirurgien.

N° 196. — DUBUS Louise, de Douai, 6 ans, déviation de la colonne vertébrale, proéminence considérable de la 4me vertèbre lombaire, le 25 Avril, tuteurs en Gutta-Percha Ferrée, électrisations guérison en Septembre 1858.

N° 197. — POLLET, 21 ans, fermier à Mouveaux, panaris négligé; extraction de la 2me phalange du médius droit, le 27 Avril, Gutta-Percha Ferrée, guérison le 15 Juillet. Doigt raccourci de 3 centimètres, jouissant de ses fonctions.

N° 198. — F^{me} BARBIEUX, de Tourcoing, 50 ans, carie du 1er métatarsien gauche, Gutta-Percha Ferrée, le 26 Avril 1858, continuation du traitement, guérison le 5 novembre 1858.

N° 199. — ROUSSEL Henri, tisserand, 25 ans, ongle du gros orteil incarné, section de l'ongle rentre 28 Avril, Gutta-Percha Ferrée, marche immédiate facile, continuation du travail, guérison le 26 1858.

N° 200. — LECLERCQ Alphonse, de Wambrechies, 11 ans, Ankylos, suite de fracture du coude, bras raide depuis 6 mois, Gutta-Percha Ferrée, flexion pendant l'électrisation le 3 Mai, guérison le 15 Juin 1858. Revu en Novembre 1858, guérison complète confirmée.

N° 201. — CRÉPEL Désiré, 9 ans, rue de Termonde à Lille, coxalgie fémorale, marche à béquilles depuis des années, le 30 Avril, moule du bassin et de la cuisse, en Gutta-Percha Ferrée, électrisations, guérison le 12 Novembre 1858. Le membre a repris sa longueur, et l'enfant marche sans béquilles.

N° 202. — LEPERS, 14 ans, fils d'un employé d'octroi, enlevé par une courroie est arrêté entre le plafond et l'arbre horizontal. Le membre supérieur droit est broyé, l'humérus fracassé et fait saillie hors la partie moyenne du bras, l'extrémité des bouts fracturés est dénudé du périoste : les chairs sont broyées, les deux os de l'avant-bras sont fracturés et font saillie à travers la partie moyenne et postérieure de l'avant-bras, les chairs sont divisées dans une très-grande étendue ; le 28 Mai 1858 extraction des exquilles : application d'un moule général en Gutta-Percha Ferrée sur l'épaule, le bras, l'avant-bras et la main. Les parties osseuses dépouillées du périoste se détachent de l'humérus qui se consolide à la 6me semaine par la formation d'un cal interne assez fort pour rendre le bras raide. Extraction des sequestres le 3 Juillet 1858 et à différentes époques. Le blessé a repris son travail pendant le 3me mois qui a suivi l'accident. Revu en Janvier 1859, il est complètement guéri et ne se ressent en aucune manière de l'accident qui lui est arrivé. L'humérus est un peu plus volumineux à l'endroit fracturé. Quant à l'avant-bras il est dans un état parfait.

N° 203. — DEBERMAKEN Jean-Louis, 3 ans, fracture de la clavicule droite le 15 Mai 1858, scapulums en Gutta-Percha Ferrée, continuation de ses jeux d'enfants avec ses deux membres supérieurs, guérison le 5 Juin.

N° 204. — LAMBLIN, 10 ans, fracture de la clavicule le 18 Mai 1858, scapulums en Gutta-Percha Ferrée, continuation des jeux et exercices de classe, guérison le 8 Juin 1858.

N° 205. — PROUVOST, Trichon, ouvrier chez M. Ernoult-Bayart, fracture des 2 os de l'avant-bras gauche au tiers supérieur le 22 Mai 1858, moule alternativement antérieur et postérieur en Gutta-Percha Ferrée, guérison le 10 Juillet 1858.

N° 206. — LEPERS Céline, 35 ans, verdurière à Marcq, entorse du poignet gauche le 25 Mai 1858, moule antérieur de la moitié de la main et la moitié de l'avant-bras maintenu par un mouchoir lacé, guérison le 10 Juin 1858, sans interruption de travail.

N° 207. — LEFEBVRE FRANÇOIS, 24 ans, fracture du doigt, Gutta-Percha Ferrée, travail continuel, guérison le 20 Avril 1858.

N° 208. — DEMADRIL, tumeur considérable au genou, suite d'une piqure d'aiguille, rétraction de la jambe droite sur la cuisse depuis 12 jours. le 26 Mai, ponction, écoulement de pus, moule en Gutta-Percha Ferrée, postérieur pour redresser le membre, possibilité de se mouvoir, guérison le 15 Juin 1858.

N° 209. — COCU CHARLES, 16 ans, apprêteur chez M. Ernoult-Bayart, fracture comminutive des os du tarse et du métatarse cas d'amputation, Gutta-Percha Ferrée, conservation du pied, guérison.

Charles passait dans la cour, quand un engrenage d'un poids énorme se détacha et vint tomber sur le pied gauche. Le tarse et le métatarse furent broyés et à son arrivée le 21 Octobre 1857, à l'hôpital, le pied nous présenta l'état suivant :

Les téguments du dessus du pied sont broyés et laissent à découvert un détritus osseux composé des trois cunéiformes du scaphoïde et des métatarsiens. Nous extrayons toutes les parties brisées et les portions charnues qui ne nous paraisent pas dans un état d'intégrité suffisante pour en espérer la conservation. Toutefois le 1er métasien étant en assez bon état dans ses deux tiers antérieurs, nous le laissons pour former un arc-boutant contre la tête de l'astragale, et plus tard une sorte d'articulation, car le retour des orteils près de l'astragale aurait raccourci le pied d'une manière trop complète et lui aurait fait perdre trop de longueur. Cette restauration terminée, nous faisons un moule en Gutta-Percha Ferrée, ayant la forme de la moitié postérieure et inférieure d'un pied artificiel fixé par un bandage roulé.

Le 22 Octobre l'état du membre est satisfaisant, il n'y a pas trop de gonflement ; le blessé dans un état d'agitation assez grande qui naît de sa pusillanimité, a pu dormir la nuit. Le pansement est renouvelé deux fois le jour, on seringue dans le foyer de l'eau chlorurée, on lave l'appareil et on le fixe de nouveau avec une bande roulée.

Jusqu'au 2 Novembre on ne remarque rien de bien marquant, quelques fusées purulentes se forment, et le blessé paraît en proie à un commencement de résorption purulente. On ouvre les foyers qui n'ont pas d'issue facile et on combat la résorption par le quinquina et les ferrugineux.

Le 15 Décembre l'état du blessé est satisfaisant, on commence à le faire marcher avec des béquilles, mais sa pusillanimité est telle qu'il faut employer la force pour lui faire poser le pied par terre.

Le 24 Janvier, le blessé sort de l'hôpital, il peut marcher sur le pied, mais il reste encore une plaie non cicatrisée au niveau de la tête de l'astragale. Tous les mouvements que le pied exécute par la jambe sont conservés, il existe même des mouvements, entre les tissus nouveaux et de l'esquille conservée du 1er métatarsien sur la tête de l'astragale.

Nous avons revu le jeune Charles dans le mois d'Avril 1858; il a pu faire plusieurs lieues à pied sans difficulté et peut se livrer au travail.

Dans le mois d'Octobre, Charles est venu nous visiter. Le pied a diminué de volume, la marche est facile et ce jeune homme autrefois d'une santé débile, voit son état s'améliorer de jour en jour.

Luxation du coude gauche, cubitus en arrière de l'humérus.

N° 210. — LAURENT PAULUS, âgé de 24 ans, batteur de matelas, demeurant au Fontenoy, fit le 16 Juin 1858, une chûte qui eut pour résultat une luxation du coude gauche. Il se présenta à un médecin qui, le voyant ivre, lui donna un billet pour entrer à l'hôpital. Aussitôt son entrée, nous constatâmes un état de gonflement extraordinaire de l'articulation du coude gauche : l'avant-bras ne pouvait pas être fléchi sur le bras, et l'on sentait, malgré l'extrême gonflement, la tête de l'olécrâne derrière l'humérus. Nous fîmes maintenir le blessé sur l'aisselle gauche et après avoir placé un lac sur la partie inférieure de l'avant-bras que nous confiâmes à un aide, nous plaçâmes les doigts des deux mains sur la partie supérieure de l'humérus, et avec les deux pouces nous appuyâmes sur la partie supérieure du cubitus pour dégager l'apopleyse coronoïde et la porter en arrière. Quand nous sentîmes le cubitus céder sous nos efforts, nous forcâmes avec les doigts sur la tête de l'olécrâne pour le faire descendre et la luxation fut réduite. L'avant-bras put se plier sur le bras et le blessé cessa de souffrir.

Le 17 Juin nous appliquâmes un appareil en Gutta-Percha Ferrée, dans le but d'empêcher les mouvements de l'articulation humérocubitale. Il se composait d'une plaque moulée sur la partie postérieure du bras et de l'avant-bras, tenus dans un état de demi flexion. Le 18 Juin, mêmes soins. Le 20 Juin, le blessé s'ennuie d'être à rien faire et demande à sortir de l'hôpital pour aller faire son état de batteur de matelas.

Le 23 Juin, il fatigua son bras à battre de la laine et revint nous faire voir une articulation tendue et douloureuse ; nous eûmes recours à un moyen que nous employons souvent avec succès. Nous parcourûmes avec le tranchant d'un rasoir toute la longueur du membre enflé dans une profondeur d'un quart de millimètre, ces incisions superficielles du derme donnèrent à peine passage à quelques goutelettes de sang, mais suffirent pour détendre les parties gonflées, et le 24 Juin, Laurent Paulus recommençait, non à battre la laine, mais à piquer les matelas.

Le 28 Juin, le bras fut laissé libre de tout appareil, aucune douleur n'eût lieu. Le 16 Juillet, Laurent Paulus est venu nous redemander l'application d'un moule postérieur qui lui permet de battre la laine sans éprouver de douleur.

Le 19 Juillet, l'articulation huméro-cubitale est sain eet les mouvements sont complets et non douloureux. La nécessité l'a forcé à travailler comme à l'ordinaire, et Laurent n'accuse plus de douleur. Les ligaments latéraux sont affermis : l'articulation ne permet aucun mouvement de torsion, mais tous les mouvements du guiglyme parfait.

N° 211. — GLORIEUX, 10 ans, maison Cornille, fracture de l'humérus droit au 5ᵉ inférieur, fracture des deux os de l'avant-bras droit au quart inférieur. Le 11 Juillet 1858, Gutta-Percha Ferrée, guérison le 20 Août 1858, conservation libre de l'articulation huméro-cubitale droite.

N° 212. — BRIFFAUT Louis, 7 ans, Fontenoy, luxation du coude gauche, le 12 Juillet 1858, Gutta-Percha Ferrée, guérison le 25 Juillet 1858.

N° 213. — POLYTE Rosine, 26 ans, vaccination par maladresse au médius droit le 12 Juillet 1858. Le 16 Juillet, gangrène du doigt jusqu'à la 2ᵉ phalange ecchymose noire, très-douloureuse de huit centimètres au niveau du brachial antérieur. Incision du doigt vacciné, doigt artificiel en Gutta-Percha Ferrée, cessation de la douleur dans l'ecchymose, guérison le 25 Juillet 1858.

N° 214. — TÉTELIN Louis, Fontenoy, fracture de l'avant-bras le 17 Juillet 1858, Gutta-Percha Ferrée, guérison le 22 Août 1858.

N° 215. — DANCETTE, rue Neuve-du-Fontenoy, luxation de l'extrémité acromiole de la clavicule droite, le 19 Juillet 1858, scapulums en Gutta-Percha Ferrée, réduction et maintien. Liberté des mouvements des membres supérieurs. Guérison le 11 Août 1858.

N° 216. — DEVENIN Louis, 11 ans, au Jean-Ghislain, tourneur d'un bobinoir, fracture des deux os de l'avant-bras gauche, le 1er Août 1858, Gutta-Percha Ferrée, réduction, continuation du travail sans aucun accident, chez M. Roussel, guérison le 11 Septembre 1858, moule conservé par précaution.

N° 217. RUISSEAUX, 2 ans, blessure du front, frontal à découvert dans une grande étendue, chairs broyées par une chûte du haut d'un escalier sur les grés, trois points de suture, Gutta-Percha Ferrée comme moyen adhésif, guérison cicatrice et à peine visible.

N° 218. — Mme D*** de Fives, d'une obésité remarquable, entorse du pied depuis 3 semaines, marche pénible à béquilles. Le 15 Août 1858, moule en Gutta-Percha Ferrée. Marche immédiate sans béquilles, le lendemain promenade en voiture, guérison le 3 Septembre 1858.

N° 219. — VION Edouard, potennerie, fracture de la clavicule, le 15 Août, scapulums en Gutta-Percha Ferrée, guérison le 10 Septembre 1858.

N° 220. — HACHE Augustine, au Raverdy, luxation d'un doigt le 18 Août, doigt artificiel en Gutta-Percha Ferrée, continuation du travail, guérison.

N° 221. — VANDAMME, charcutier, ongles des gros orteils putréfiés. Le 18 Août 1858, orteils artificiels en Gutta-Percha Ferrée renouvelés tous les jours, guérison le 12 Septembre 1858.

N° 222. — BELMÈRE, domestique chez M. Louis Delcroix, entorse au pied le 20 Août 1858, Gutta-Percha Ferrée, continuation de son service de charretier, guérison le 25 Août 1858.

N° 223. — DELESCOLLE Fidèle, chauffeur, fracture de la 1re phalange de l'indicateur gauche. Le 20 Août, doigt artificiel en Gutta-Percha Ferrée, se prolongeant sur le dos de la main jusqu'au poignet, continuation de son état de chauffeur.

N° 224. — PÉCŒUR Henri, 13 ans, de Lezenne, rétraction de la jambe droite à angle droit sur la cuisse depuis de longues années. Le 28 Août, Gutta-Percha Ferrée, moulée sur la cuisse pendant l'extension lente produite par un poids, les muscles fléchisseurs de la jambe étant tendus et soumis à un courant électrique qui fait cesser leur contracture, redressement du membre par degrés, marche facile avec un talon exhaussé, guérison complète en trois mois de traitement.

N° 225. — WINDELS, 31 ans, garcon boucher chez M. Evrard à Hem, plaie gangreneuse à la jambe suite d'un coup de couteau ensanglanté le 20 Décembre 1858, Gutta-Percha Ferrée très mince amélioration immédiate, marche pénible, guérison le 30 Janvier 1859.

N° 226. — DEVOS JEAN-BAPTISTE, 12 ans, 7 Ponts, fils d'un charpentier, fracture de la clavicule gauche le 27 Juillet 1858. scapulums en Gutta-Percha, Ferrée, guérison le 24 Août. Le travail et les jeux faits avec les deux membres supérieurs n'ont pas été interrompus.

N° 227. PICAVET CHARLES, 10 ans, de Lincelles, coxalgie fémorale droite, rétraction de la cuisse sur le bassin le 27 Août 1858. Électrisations des tendons, des muscles fléchisseurs de la cuisse contracturés, moule en Gutta-Percha Ferrée, guérison.

N° 228. — DEBENDER JEAN, 49 ans, fileur, cour bourguignon, rue de l'empereur, fracture grave des deux os de la jambe droite, le tibia traversant les chairs, Gutta-Percha Ferrée, déambulation, guérison le 12 Décembre 1858.

N° 229. — DRAUX ADOLPHE, 19 ans, tisserand, doigt médius et annulaires écrasés dans un engrenage, 3e phalange du médius ne tenant que par un lambeau de peau. Le 27 Août réapplication des lambeaux, doigts artificiels en Gutta-Percha Ferrée, guérison complète le 29 Septembre 1858.

N° 230. — BOGARD LOUIS, 22 ans, charpentier, chûte le 27

Septembre, du haut d'un bâtiment, fracture de la jambe droite, fracture de la 3me vertèbre cervicale, Gutta-Percha Ferrée, moulé en 2 parties, moitié postérieure du col des épaules et de la tête, au niveau de l'occipital, moitié antérieure du col et du haut de la poitrine. Quand la tête est étendue, l'engourdissement des bras cesse et reparaît quand le poids de la tête comprime les vertèbres. L'appareil ne fait supporter au blessé aucune douleur. Guérison complète de la fracture des vertèbres et de la jambe le 20 Novembre 1858. Revu en Janvier 1859, Bogard ne se ressent plus de ses blessures et continue son état.

N° 231. — GERVAIS, 10 ans, bâcleur chez M. Motte-Bossut. Écrasement du membre supérieur dans les engrenages, l'avant-bras est dénudé, l'artère radiale est détruite au niveau de l'extrémité inférieure du radius. Le pouce, l'indicateur, le médius et une grande partie de la paume de la main sont broyés. Le 7 Septembre, nous enlevons les parties pendantes qui ne sont attachées que par des lambeaux de peau sans détacher les os qui ont conservé des attaches ligamenteuses, moule de la main et de l'avant-bras en Gutta-Percha Ferrée, mortification et séparation complète des parties qui reçoivent la vie de l'artère radiale, conservation de l'annulaire et de l'auriculaire qui reprennent leurs fonctions normales, guérison avec conservation d'un membre composé d'un bras, d'un avant-bras complets, d'une main qui ne possède que deux métacarpiens et deux doigts qui par l'exercice ont repris des fonctions plus complètes qu'avant la blessure.

N° 232. — PARENT Henri, 2 ans, fracture du cubitus droit au tiers supérieur, le 12 septembre 1858, Gutta-Percha Ferrée, manchon en peau, guérison le 1er Novembre, nouvelle chûte, fracture du radius droit à sa moitié sans fracture du cubitus dont on sent parfaitement la nodosité du cal, guérison le 3 Décembre, nouvelle chûte, fracture du cubitus gauche, Gutta-Percha Ferrée, guérison, revu le 15 Mars 1859. On sent parfaitement les nodosités au point de réunion des fragments osseux.

N° 233. — DELLEBOIS, 29 ans, entorse négligée, du 1er métatarsien gauche sur le tarse depuis plusieurs mois faisant une saillie très-prononcée. Le 21 Septembre 1858, moule plantaire en Gutta-Perka Ferrée, guêtre en peau, marche immédiate facile, guérison complète le 27 Septembre 1858.

N° 234. — BECQUART Théophile, 10 ans, fracture de l'avant-bras plié à angle, obtus, Gutta-Percha Ferrée, guérison.

N° 235. — DELCUEILLERIE Alexandre, 39 ans, scieur de bois jaune, 1re phalange du pouce enlevée par une rape, mécanique à bois, moignon fracassé. Le 5 Octobre 1858. conservation du moignon, pouce artificiel en Gutta-Percha Ferrée, continuation du travail, guérison le 20 décembre 1858.

N° 236. — DEVENAIN, cour Lamblin, 6 octobre, fracture de la clavicule, scapulum en Gutta-Percha Ferrée, continuation des mouvements, guérison le 2 Novembre 1858.

N° 337. — DUBRON, 48 ans, chauffeur chez M. Lepoutre-Parent, 2 doigts séparés par le piston d'une machine à vapeur retombant dans le cylindre le 10 Octobre 1858, doigts artificiels en Gutta-Percha Ferrée, continuation du travail.

N° 238. — BOUTRY, 15 ans, tumeur blanche du coude gauche, Gutta-Percha Ferrée, guérison. L'avant-bras ne se fléchissant sur le bras qu'avec une grande difficulté.

N° 239. — MIROU, 40 ans, domestique du messager de Péronne, fracture du cubitus au 5e inférieure le 3 Octobre 1858, Gutta-Percha Ferrée, manchon en peau lacé, continuation de son travail, guérison le 5 Novembre 1858.

N° 240. — COULON, éclusier au canal de Roubaix, 42 ans, 3 Novembre 1858, frappé par une locomotive, blessure à la tête, fracture comminutive du maxillaire inférieur au niveau de l'union du corps avec les branches, esquilles retirées, fracture de la clavicule gauche et de deux côtés gauches, fracture comminutive de l'avant-bras gauche (7 pièces), broiement de la main et de l'avant-bras droit jusqu'au tiers inférieur, coup de tampon dans les reins, (hématurie consécutive.) Application de la Gutta-Percha Ferrée sur toutes les blessures, moule de la mâchoire inférieure retenue par un large cordon au sommet de la tête, portant deux élastiques au niveau des condyles de la mâchoire, mouvement immédiat de la mâchoire, nourriture par des aliments liquides, mastication possible le 15ᵉ jour, séparation des parties broyées en abandonnant l'amputation à la nature ; moignon recouvert d'un manchon en Gutta-Percha Ferrée, régularisé dans les pansements, moules en Gutta-Percha Ferrée de l'avant-bras gauche et guérison le 9 Septembre. Il ne reste qu'une plaie du moignon, pansé par le malade lui-même, qui enlève le manchon, lave la plaie et le manchon, et le remet en place. Guérison complète avec le mouvement de toutes les parties qui lui restent.

N° 241. — CARRETTE, tourneur en fer chez M. Paulus, annulaire et auriculaire droits écrasés entre la pièce et le support. Le 11 Novembre, doigts artificiels en Gutta-Percha Ferrée, guérison le 15 Décembre sans interruption de travail.

N° 242. — THOMAS Groete, 22 ans, anglais, doigt médius, droit écrasé le 15 Novembre 1858, doigt artificiel en Gutta-Percha Ferrée, continuation du travail, guérison le 3 Décembre 1858.

N° 243. — HERBERT Théodore, 49 ans, chauffeur, doigt écrasé, ongle enlevé le 23 Novembre, doigt artificiel en Gutta-Percha Ferrée, continuation de son travail, guérison le 29 Novembre 1858.

N° 244. — KACQUEMAN, belge, ouvrier chez M. Hannart, panaris le 24 Novembre, incision, doigt en Gutta-Percha Ferrée, continuation du travail, guérison le 28 Novembre 1858.

N° 245. — OTTEVAERE Elisa, tumeur au sein, incisions multiples, sein artificiel en Gutta-Percha Ferrée le 27 Novembre 1858, guérison le 30 Décembre 1858.

N° 246. — DERYCKE Jules, 25 ans, ouvrier chez M. Jules Grimonprez, entorse du poignet le 8 Décembre, moule en Gutta-Percha Ferrée, manchon lacé, guérison le 23 Décembre 1858.

N° 247. — VANNUFFEL, fileur chez M. Duburcq, luxation du poignet gauche traitée par différents moyens, Gutta-Percha Ferrée le 24 Mars 1858, flexion du poignet ankylosé pendant le courant électrique distribué dans les fléchisseurs de la main et des doigts, cessation de la douleur, usage du membre blessé.

N° 248. — DEFRENNE Emile, 7 ans, luxation de la tête du radius gauche le 20 Décembre 1858, moule en Gutta-Percha Ferrée, guérison le 24 Décembre 1858.

N° 249. — PAYOIT Ida, de Mons, 9 ans, coxalgie fémorale droite, membre droit plus court que le membre gauche, fémur droit 28 c. — fémur gauche 29 1/2, tibia droit 23 c. — tibia gauche 24 1/2. Rétraction de la cuisse droite sur le bassin depuis longues années, marche à béquilles. Le 11 Décembre 1858, traitement par la Gutta-Percha Ferrée et l'électricité, amélioration prompte, marche sans béquilles avec un talon très-exhaussé, (14 centimètres), diminution de la douleur, tous les jours on enlève un morceau de talon et le 20 Avril la jeune Payoit peut marcher même sans le secours d'un bâton ou d'un bras. Le fémur et le tibia ont gagné deux centimètres, sous l'influence de l'électricité et de l'usage du membre. J'ai vu du reste, sous l'influence des mêmes moyens, un membre s'allonger de quinze centimètres en deux années, chez un jeune homme dont le membre droit avait éprouvé un arrêt de développement qui le réduisait à 33 centimètres de longueur à l'âge de 20 ans

N° 250 — VANOVERBECQ, maçon au Galon-d'Eau, luxation

du 1er métacarpien droit sur le carpe, le 16 Décembre 1858, réduction, moule en Gutta-Percha Ferrée, comprenant la première lange du pouce, le métacarpien et une partie de l'avant-bras soutenu par un manchon en peau lacé, continuation de son travail de maçon, guérison complète.

N° 251. — NERRON, 26 ans, anglais, entorse au pied le 12 Décembre, douleur vive le 15 Décembre, moule en Gutta-Percha Ferrée, guêtre en peau lacée, marche immédiate, guérison le 19 Décembre 1858.

N° 252. — DESMETTRE Virginie, 23 ans, perte de la totalité de la 3me phalange de l'auriculaire droit dans un engrenage le 20 Décembre 1858, doigt artificiel en Gutta-Percha ferrée, guérison; une parcelle de la racine de l'ongle a sans doute été conservé dans un lambeau de peau, car un ongle s'est reproduit et a recouvert une pulpe nouvelle.

N° 253. — DESMADRIL, coxalgie fémorale droite, allongement du membre et rétraction de la cuisse sur le bassin le 10 Décembre, Gutta-Percha Ferrée, guérison le 20 Mai 1858.

N° 254. — VERRULTZ, ouvrier chez M. Lepoutre-Parent, arrachement du bras droit dans une carde, (dite loup), réapplication des lambeaux sans opération chirurgicale, moignon en Gutta-Percha Ferrée, détachement des parties sphacelées et du sequestre de l'humérus, avec conservation d'un long moignon, que l'amputation aurait dû nécessairement raccourcir, guérison le 29 Décembre 1858, conservation d'un manchon en Gutta-Percha Ferrée, comme moyen protecteur.

N° 255. — BÉDISSE Fidéline, 23 ans, panaris, incision le 16 Mars 1858, Gutta-Percha Ferrée, guérison le 26 Mars 1858.

N° 256. — LECLERCQ, de Vambrechies, 9 ans, fracture de l'épicondyle gauche, depuis 3 mois, fausse ankylose du coude gauche fléchi à angle droit, le 23 Septembre 1857, électrisation des muscles fléchisseurs de l'avant-bras et flexion forcée, destruction des adhérences, moule en Gutta-Percha Ferrée pour maintenir l'immobilité de l'articulation tourmentée, absence de douleur et d'inflammation, guérison complète après dix électrisations.

N° 257, — MARTINACHE Alexandre, 36 ans, phlegmon à la poitrine, pleurite purulente correspondante, le 16 Décembre, Gutta-Percha Ferrée, sorti de l'hôpital en Janvier 1849, guérison.

N° 258. — DESACHÊRE Secondine, 22 ans, cour Frère, à l'Embranchement, rattacheuse chez M. Edouard Ferrier, écrasement des doigts médius et anniculaire droits dans les engrenages. Le 16 Décembre Gutta-Percha Fersée, guérison le 12 Janvier 1859.

N° 259. — C. Adolphe, négociant, distension du ligament rotulien droit, traités par différentes méthodes, le 15 Mars 1858, moule postérieur en Gutta-Percha Ferrée. Marche avec le membre raide, amélioration immédiate.

N° 260. — DELCAMBRE J.-B., 29 ans, appréteur chez M. Ernoult-Bayart, pression énorme de deux doigts et de l'avant-bras dans les rouleaux d'apprêts, 21 Décembre Gutta-Percha Ferrée, guérison le 13 Janvier 1859.

N° 261. — LEPLAT Victorine, 6 ans, triez S.-Joseph, phlegmon au bras gauche depuis le 13 Décembre 1858, le 17 Décembre incision, Gutta-Percha Ferrée très-mince, guérison le 11 Janvier 1859.

N° 262. — DELFOSSE Aimé, 7 ans, fracture de l'épicondyle de l'humérus droit, le 30 Août 1855, Gutta-Percha Fearée, guérison. La flexion et l'extension de l'avant-bras sur le bras, sont complètes.

N° 263. — M. VALLET, Commissaire central, 42 ans, luxation du pied gauche et fracture du péroné, le 13 Avril 1859, Gutta-Percha Ferrée, marche immédiate sur le membre blessé, guérison le 10 Mai 1859.

N° 264. — ARBAN J.-B., 30 ans, rue de la Potennerie N° 7. fileur chez M. Motte-Bossut, main prise dans la déclinche, 31 Décembre 1858, Gutta-Percha Ferrée, guérison le 30 Janvier 1859.

N° 265. — DEVISSER Charles, 50 ans, rue du Beau-Chêne, tailleur chez M. Samain. Fracture du radius au 5me inférieur, le 31 Décembre traitement par emplâtre, le 2 Janvier 1859 Gutta-Percha Ferrée, le 3 Janvier reprise du travail. guérison le 24 Janvier 1859.

N° 266, — WIKKNIS Joseph, 47 ans, maison Jacques, à la Planche-trouée, déboureur chez M. Bossut-Grimonprez. Charbon au poignet droit depuis 3 jours, incision le 3 Janvier 1859, Gutta-Percha Ferrée, guérison le 5 Janvier 1859.

N° 267. — FRUCHART Adelaïde, 18 ans, Calvaire, cardeuse chez M. Henri Delattre, blessure du coude gauche dans les engrenages, le 5 Janvier 1859, Gutta-Percha Ferrée, guérison le 22 Janvier 1859.

N° 268. — DELCROIX Désiré, 18 ans, cour St.-Roch, Galon-d'Eau, rattacheur chez M. Cochepin. Blessure grave du genou entre les poulies. Le 5 Janvier 1859, Gutta-Percha Ferrée, guérison le 22 Janvier 1859.

N° 269. — DELABARRE Auguste, 56 ans, ulcères aux jambes le 7 Janvier, Gutta-Percha Ferrée mince, guérison.

N° 270. — CAMPER Louis, fileur chez M. Cannesson, blessures à la tête le 9 Janvier 1859, application de la Gutta-Percha Ferrée comme moyen adhésif, guérison le 15 Janvier 1859.

N° 271. — BOUVEZ, fils d'un douanier de Leers, rétraction da la jambe sur la cuisse le 20 Janvier 1859, moule en Gutta-Percha Ferrée, marche immédiate, guérison le 20 Avril 1859.

N° 272. LOSFER, 3 mois, fils d'un cabaretier au Fontenoy, pieds bots de naissance, Gutta-Percha Ferrée le 4 Janvier 1859, guérison complète le 20 Avril 1859, sans sections des tendons.

N° 273. — VANDEPUTTE Jean, 29 ans, de Tourcoing, entorse au pied le 20 Février 1859, moule en Gutta-Percha Ferrée, guêtre en peau lacée, guérison le 16 Février 1859.

N° 274. — DEVERSIN Adolphe, 19 ans, fracture comminutive de la jambe gauche, esquilles retirées, 25 Novembre Gutta-Percha Ferrée, sorti de l'hôpital le 20 Mars 1859.

N° 275. — MASQUELIN, 31 ans, à Fleers, rétraction des fléchissures, de la jambe droite le 20 Janvier 1859, moule en Gutta-Percha Ferrée, comprenant le moitié postérieure de la cuisse et de la jambe. Electrisation des muscles contracturés, pendant leur tension, par une moufle et un poids équilibre, guérison le 24 Février 1859.

N° 276. — DOUTMY, 27 ans, ajusteur chez M. Paulius, médius écrasé le 21 Février, doigt artificiel,en Gutta-Percha Ferrée, guérison le 22 Mars 1859.

N° 277. — STULBONNEUR Silvain, 29 ans, menusier à Lille, fracture du péroné droit datant de 16 mois, fausse ankilose du pied consécutif, le 5 Mars moule de la jambe et du pied en Gutta-Percha Ferrée. Électrisaton par courants continus, guérison le 22 Mars 1859. Silvain fait à pied quatre lieues tous les jours, et la fausse ankilose n'existe plus.

N° 278. DEMARCHELIER, 31 ans, ouvrier chez M. Chieus vétérinaire, fracture du cubitus vers la partie moyenne depuis 10 jours, le 8 Mars 1859 moule en Gutta-Percha Ferrée, comprenant la partie antérieure de l'avant-bras et une partie de la paume de la main maintenu par un manchon lacé. Continuation de travail de maréchal, guérison le 4 Avril 1859.

N° 279. — VANHOUTE Louis, 4 ans, au Fontenoy, fracture des deux os de la jambe gauche vers la partie moyenne, le 8 Mars 1859, moule en Gutta-Percha Ferrée, guérison le 12 Avril 1859. L'enfant a toujours été transporté à dos d'homme dans le cabinet du chirurgien et partout où il désirait aller, et vers la 3me semaine de la blessure, il jouait en se tenant sur les deux jambes.

N° 280. — CAPLETTE, 23 ans, fileur chez M. Mimerel, fracture du 5me métacarpien, le 10 Mars Gutta-Percha Ferrée maintenu par un manchon lacé. Continuation d'un travail fatiguant, guérison le 12 Avril 1859.

N° 281 — BONAMI Bénédictine, cour Cocheteux, ouvrière chez M. Pallate, doigt écrasé le 12 Mars 1859, doigt artificiel en Gutta-Percha Ferrée, façonné sur le doigt écrasé, guérison le 14 Mars 1859.

N° 282. — LEPERS, 14 ans, fille de l'aubergiste du Canarien, fracture du radius au 5me inférieur, Gutta-Percha Ferrée le 12 Mars, continuation du travail, guérison le 25 Avril 1859.

N° 283. — ANGE Albert, 32 ans, ouvrier chez M. Descat, cour Delannoy, rue de l'Empereur, avant-bras fracturé le 19 Mars, continuation d'un léger travail avec les deux membres supérieurs, chez Dupire-Maréchal, guérison le 26 Avril 1859.

N° 284. — LERIQUE Louis, 10 ans, tumeur blanche du coude droit, désarticulation complète, le docteur Fabre le soigne depuis trois jours, Gutta-Percha Ferrée depuis le 1er Décembre 1857, yeux cernés, teint blême, grande faiblesse. Ponction le 1er Décembre, ponction le 30 Décembre, Gutta-Percha Ferrée, continuée jusqu'au 30 Avril 1859, guérison de la tumeur blanche, mouvements incomplets de l'articulation qui pourrait s'améliorer en peu de temps par l'influence de l'électricité et diflexions réitérées.

N° 285. — DEVOLDRE Marie, 6 ans, rue de l'Orient, fracture des deux os de l'avant-bras gauche plie dans un angle de 66° vers la partie moyenne, le 12 Mars 1859, guérison le 21 Avril 1859. Les moules en plâtre pris avant la réduction et après la guérison sont conservés. L'enfant n'a jamais cessé de jouer avec le membre fracturé.

N° 286. — PAMBEVENT Cléophas, 25 ans, ouvrier chez M.

Martin fondeur, brisement de deux doigts, le 27 Mars 1859, doigts artificiels en Gutta-Percha Ferrée, le 3 Avril reprise du travail le 15 Avril, guérison.

N° 287. — DUPLAT SABINE, cour Cocheteux, panaris le 28 Mars, incision, Gutta-Percha Ferrée, le 6 Avril, guérison.

N° 288. — DANCETTE, 21 ans, cul de four, ongle du gros orteil droit, putréfié, maladie, datant depuis bien des années. Le 28 Mars, Gutta-Percha Ferrée, marche immédiate plus facile, amélioration de la forme et de la nature de l'ongle; formation de bourgeons roses, charnus, remplaçant la teinte noire des tissus, diminution de la douleur. Le 15 Avril, le blessé peut se livrer à un travail fatiguant, bien que l'ongle ne soit pas encore repoussé. On remarque que la portion nouvelle n'est plus altérée.

N° 289. — VANNESTE CHARLES, ongle incarné du gros orteil droit. Le 31 Mars, section de l'ongle rentré, Gutta-Percha Ferrée. Marche immédiate facile. Le 1er Avril, cautérisation avec le nitrate d'argent, le 6 Avril, guérison.

N° 290. — ODOUX, 43 ans, cultivateur, tumeur blanche du genou droit, traitée depuis trois années, par toutes les méthodes. Le 1er Avril, le blessé ne peut faire un pas sans béquilles et ne peut appuyer sur la jambe, moule postérieur en Gutta-Percha Ferrée, électrisation par courant continus passant par les deux membres inférieurs, électrisation localisée à travers l'articulation du genou. Le 30 Avril, amélioration, possibilité de se maintenir sur le membre; même traitement, préparations iodées et ferrugineuses à l'intérieur. Le 15 Avril, marche possible sans béquilles, mais le blessé les reprend par précaution. Le 30, amélioration considérable, genou désenflé, absence de douleurs, le blessé marche à grands pas vers sa guérison.

N° 291. — BRUNO PIECQ, 25 ans, tailleur chez M. Catteau

Destambes, entorse du poignet le 4 Avril, Gutta-Percha Ferrée, manchon lacé, continuation de son travail de tailleur.

N° 292. — Monsieur D**** 42 ans, de Courtrai, négociant, tumeur blanche du genou droit, traitée par toutes les méthodes. Le 7 Avril 1859, moule en Gutta-Percha Ferrée, électrisations localisées du genou droit, et courants continus, une heure dans les membres inférieurs, amélioration immédiate, possibilité de marcher avec moins d'appui. Le 8 Avril, l'amélioration continue. Le 6 Mai le genou est diminué de moitié. La rotule est visible, le blessé peut marcher sur un terrain uni sans aucun soutien. La santé est parfaite. Il se sert de bâton dans la rue parce qu'il éprouve encore de la douleur au niveau de la tuberosité interne du tibia quand il pose le pied sur un pavé rond.

N° 293. — DUBLED, 24 ans, Chemin des Couteaux, 15 Avril, panaris négligé du pouce droit, Gutta-Percha Ferrée, incision, le 18 bourbillon retiré, Le 23 le tendon est à découvert et l'os bourgeonne. Le 29 Avril, guérison.

N° 294. — DESRUMAUX, 13 ans, au tilleul, luxation du coude droit le 14 Avril Gutta-Percha Ferrée, le 16, gonflement de l'articulation peu douloureuse, le 20 désenflement, continuation des mouvements du membre supérieur. Le 2 Mai, guérison, le blessé éprouve de la douleur pour porter la main à la tête, nous détruisons la raideur des tissus qui formeraient une fausse ankylose en fléchissant l'avant-bras sur le bras pendant l'électrisation, ce qui a lieu sans aucune douleur, tandis que le moindre effort fait en l'absence du courant électrique est excessivement douloureux, revu le 15 Mai, guérison complète.

N° 295. — MANSARD, 3 ans, fracture de l'avant-bras. Gutta-Percha Ferrée, le 19 Avril, manchon lacé, guérison le 4 Mai 1859.

N° 296. — J.-B^{te} homme de Peine chez M. Déregnaucourt, fracture du 1er métacarpien droit près du carpe 26 Avril, Gutta-Percha

Ferrée, continuation du travail avec la main qui sert à tirer au chariot, porter des fardeaux, etc., etc.

N° 297. — LECLERCQ SÉRAPHINE. 56 ans, entorse ancienne compliquée d'inflammation rhumatismale. rétraction du pouce et du poignet, rétraction des pectoraux etc. Le 29 Avril, Gutta-Percha Ferrée, électrisation le 2 Mai, grande amélioration, travail avec le membre souffrant, Le 5 Mai, l'amélioration continue.

N° 298. — DÉDAC J^{te}, 27 ans, fileur, luxation du genou droit, déchirure du ligament latéral externe, entré à l'hôpital le 29 Décembre 1858, Gutta-Percha Ferrée moulée postérieurement, marche immédiate sur le membre droit fixé; sorti de l'hôpital le 7 Janvier 1859 et continuation du bandage pendant le travail, guérison le 15 Janvier 1859.

N° 299. — VAUDRIL HENRI, 37 ans, tisserand, fracture du péroné le 24 Janvier 1859, moule en Gutta-Percha Ferrée, sorti de l'hôpital le 5 Mars, continuation de la marche avec l'appareil en Gutta-Percha Ferrée, guérison le 18 Février 1859.

N° 300. — SAILLY JEAN-BAPTISTE, tisseraud, 53 ans abcès au pied le 12 Janvier, incision, Gutta-Percha Ferrée mince, guérison le 22 Janvier 1859.

N° 301. — SIX SILVAIN, 64 ans, ulcère à la jambe 30 Décembre 1858, Gutta-Percha Ferrée mince, guérison le 11 février 1859.

N° 302. — BODUIN ROMAIN, 59 ans, Phlegmon à la main gauche, le 21 Janvier, incision, moule en Gutta-Percha Ferrée, guérison le 5 février 1859.

N° 303. — DUBOIS PAULINE, panaris. 21 Mars 1859, Gutta-Percha Ferrée, façonnée sur le doigt malade, guérison le 29 Mars 1859.

N° 304. — VANRENLERGHEN CHARLES, 27 ans, tourneur,

plaie contuse au pied gauche, le 4 Janvier 1859, Gutta-Percha Ferrée, sorti de l'hôpital le 8 Janvier 1859.

N° 305. — BAYSENS Pierre, 64 ans, chûte sur la tête, le 15 Janvier, fracture des rochers, hémorrhagie par les conduits auditifs, plaie contuse profonde aux apophyses mastoïdes, Gutta-Percha Ferrée comme pansement, sorti de l'hôpital et guérison le 24 Février 1859.

N° 306. — FORTRY, ouvrier de Marquette, entorse du poignet, Gutta-Percha Ferrée, le 15 Mars 1858, manchon, travail immédiat.

N° 307. — M. T. négociant, hypertrophie considérable des oreilles, suite des excitations produites par les vésicatoires, le 23 février 1858, oreilles artificielles en Gutta-Percha Ferrée mince, guérison.

N° 308. BILLEMONT, 56 ans, cordonnier, autrefois atteint de fracture des deux os de la jambe, (péroné et malléole interne, avec luxation complète du pied, phlegmon de l'articulation tibio astragalienne droite, gonflement énorme de la jambe, le 17 Janvier 1859, incisions multiples, Gutta-Percha Ferrée mince, sur toute la jambe fixée par une bande et moule en Gutta-Percha Ferrée, sorti de l'hôpital le 12 Mai 1859. L'articulation est parfaitement rétablie et le pied a conservé des mouvements de flexion.

N° 309. — DEVOGCLAITE Joseph, 45 ans, tisserand, ulcère à la jambe droite, entré à l'hôpital le 25 Décembre 1858 sorti de l'hôpital le 8 Janvier 1859.

N° 310. — DELCROIX François, 59 ans, teinturier, crevasses profondes aux mains, le 18 Janvier, Gutta-Percha Ferrée mince, guérison et sorti de l'hôpital le 23 Janvier 1859.

N° 311. GOWIN Alphonse, 16 ans, journalier, ulcère scrophuleux au col, entré à l'hôpital le 21 Décembre 1858, Gutta-Percha Ferrée, sorti de l'hôpital le 10 Janvier 1859.

N° 312. — DEMNEDÈRE Désiré, 30 ans, tisserand, entorse au pied le 16 Février 1859, moule en Gutta-Percha Ferrée, guérison le 22 Février 1859.

N° 313. — DUQUESNE Jean-Baptiste, 52 ans, journalier, ulcère à la jambe gauche, entré à l'hôpital le 23 Février, Gutta-Percha Ferrée, sorti le 10 Mars 1859.

N° 314. — DEROUME Frédéric, 55 ans, fileur, plaie contuse à la tête le 14 Février 1859, Gutta-Percha Ferrée, sorti de l'hôpital le 5 Mars 1859.

N° 315. — VANDECASTEL Englebert, 36 ans, phlegmon à la main le 24 Février Gutta-Percha Ferrée sorti de l'hôpital le 16 Mars 1859.

N° 316. BOTTIN Benoit, 64 ans, blessure au scrotum le 23 février 1859, bourse artificielle en Gutta-Percha Ferrée, sorti de l'hôpital le 4 Mars 1859.

N° 317. — QUINT Jean-Baptiste, 21 ans dégraisseur de laines, déchirure des chairs du bras et de l'avant-bras par engrenages, entré à l'hôpital le 7 février 1859, Gutta-Percha Ferrée, sorti de l'hôpital le 29 Mars 1859.

N° 318. — MOULIN Louis, 11 ans, brûlure à la face le 9 Février 1859, Gutta-Percha Ferrée sorti de l'hôpital le 29 Mars 1859.

N° 319. — DECOTTEGNIE Alexandre, 17 ans furoncle à la jambe droite le 14 février, Gutta-Percha Ferrée, sorti de l'hôpital le 19 février.

N° 320. — PAU Henri, 18 ans, journalier, entorse au pied, Gutta-Percha Ferrée, sorti de l'hôpital le 12 Mars 1859.

N° 321. — LEMERRE Alfred, 12 ans, blessure du genou droit le 19 Mars 1859, Gutta-Percha Ferrée sorti de l'hôpital le 25 Mars 1859.

N° 322, — PAU Ignace, 26 ans, tumeur gommeuse au col le

25 Mars, incision, injection iodée, Gutta-Percha Ferrée, sorti de l'hôpital le 12 Avril 1859.

N° 323. — HOUTEMAN JULIETTE, 22 ans, rue de la Banque, déviation du pied gauche depuis longues années, le 18 février 1858, Gutta-Percha Ferrée, guêtre lacée, marche immédiate plus facile, guérison le 19 Mars 1858.

N° 324. — MAZUREL EDOUARD, 22 ans, teinturier, le 14 Mars 1859, Gutta-Percha Ferrée, sorti de l'hôpital le 20 Mars 1859.

N° 325. — TARVACQUE HENRI, 24 ans, panaris du pouce droit, le 28 février 1859, Gutta-Percha Ferrée, sorti de l'hôpital le 11 Mars 1859.

N° 326. — DELCROIX LOUIS, 39 ans, fileur, ulcère à la jambe gauche le 11 Mars 1859, Gutta-Percha Ferrée, sorti de l'hôpital le 29 Mars 1859.

N° 327. — DELMAR FERDINAND, 30 ans, entorse au pied droit le 29 Mars 1859, Gutta-Percha Ferrée, sorti de l'hôpital le 21 Avril.

N° 328. — DANIEL JULES, 11 ans, fracture du péroné gauche, le 11 Mars 1859, Gutta-Percha Ferrée, marche immédiate sur le membre blessé, sorti de l'hôpital le 21 Mars 1859.

N° 329. — VANEM HENRI, 46 ans, tisseraud, fracture des deux os de la jambe droite au quart inférieur, le 18 Mars, entré à l'hôpital le 22 Mars, Gutta-Percha Ferrée, guérison le 15 Mai.

N° 330. — ROCHE HENRI, 20 ans, Place Verte 22, fileur chez M. Palatte, ulcère à la jambe droite depuis quatre mois et demi. Le 7 Janvier 1859, Gutta-Percha Ferrée, guérison le 11 Janvier 1859.

N° 231. — MOULARD PHILOMÈNE, 18 ans, pil, maison Flipo, ongle de l'annulaire gauche entré dans les chairs depuis 3 semaines, suite de blessure dans les engrenages. Le 16 Janvier, section de l'ongle, nitrate d'argent, Gutta-Percha Ferrée, guérison le 22 Janvier 1859.

N° 332. — DEVOLDRE Marie, 18 ans, rue de Blanchemaille, chez M. Dillie, entorse du poignet, le 17 Janvier, Gutta-Percha Ferrée, continuation du travail, guérison le 29 Janvier 1859.

N° 333. — PROUVOST Fidèle, 20 ans, tilleul, phlegmon à la main gauche le 16 Janvier 1859, incision, Gutta-Percha Ferrée enveloppant la main, moule d'une épaisseur de trois millimètres. Guérison le 21 Janvier 1859.

N° 334. — GHESQUIÈRES, 52 ans, fort Cateau, fileur chez M. Vinchon, ulcère contournant toute la jambe gauche depuis 22 ans. Le 22 Janvier 1859, Gutta-Percha Ferrée, le 23, amélioration immédiate, marche plus facile, guérison le 15 février 1859.

N° 335. — DÉRIDDER VANLOO, 35 ans, Galon d'Eau, n° 58, cylindreur chez M. Motte-Bossut, furoncle à l'avant-bras droit depuis huit jours, cataplasmes et le 25 Janvier, Gutta-Percha Ferrée épaisse ramollie dans l'eau bouillante et placé comme emplâtre, guérison le 2 février 1859.

N° 336. — GAROUL Clara, 17 ans, maison Willems au cul du four, bobineuse chez Vinchon. Déchirure de l'indicateur droit dans les engrenages le 21 Janvier, traitement par la pommade camphrée, les feuilles de lys etc. Le 25 Janvier 1859, Gutta-Percha Ferree, guérison le 8 Février 1859.

N° 337. — PINCREUX HENRI, 8 ans, fort Michel n° 2, chûte sur le bord d'un pot de fer ; membre plié à angle par la fracture des deux os de l'avant-bras gauche au tiers inférieur le 27 Janvier, Gutta-Percha Ferrée. réduction, continuation des jeux d'enfant, membre supérieur complètement libre, guérison le 18 février 1859, continuation d'un moule de précaution.

N° 338. — FLORIN Léopold, 57 ans, valet de ferme à Gourguemez, chûte sur la tête et le pouce droit du haut d'une voiture chargée de lin, pendant la nuit du 25 Janvier 1859, blessure du coronal mis à nu avec broie des chairs du front et du sourcil, plaie transversale à la joue droite, luxation de la 2me phalange du pouce droit sur la première. Le 25 Janvier 1859, Gutta-Percha Ferrée, comme emplâtre sur les plaies contuses, guérison des plaies le 12 Février, pouce artificiel en Gutta-Percha Ferrée, guérison de la luxation le 15 Février 1859, continuation du travail pendant le traitement.

N° 339. — VANERGILE Joseph, 72 ans, ulcères variqueux aux jambes depuis 20 années. Le 23 Janvier 1859, Gutta-Percha Ferrée très mince, guérison le 2 février 1859.

340. — LESTIENNE Gaspard, 17 ans, cour de la citadelle, blessure de l'avant-bras droit escarrhe. Le 29 Janvier Gutta-Percha Ferrée, guérison le 15 février 1859.

341. — FLAMENT Emile, 15 ans, de Lille, rétraction de la jambe sur la cuisse depuis longues années. Moule en Gutta-Percha Ferrée, guérison complète le 2 Février 1859. Le membre peut s'étendre et se fléchir, marche facile même sans bâton.

N° 342. — GHISQUIÈRE Henri, 23 ans, embranchement maison Bonte chez M. Duburcq, coup de manivelle, Gutta-Percha Ferrée, le 5 Février, guérison le 15 février 1859.

N° 343. — DEQUENCHLORE, 49 ans, rue des Champs, 20, ulcères variqueux à la jambe droite depuis trois mois. Le 10 Féveier Gutta-Percha Ferrée. Le 11 grande amélioration, guérison le 25 Février 1859.

N° 344. — BRIFFAUT Louis, 13 ans, Fontenoy, cour Wattel, n° 17, bacleur chez M. Paul Defrenne, entorse du poignet droit, le 20 Mars. Le 21 Mars, Gutta-Percha Ferrée. Le 23, absence de gonflement et de douleurs, guérison le 2 Avril 1859.

N° 345. — DUJARDIN HENRI, 29 ans, tilleul, ouvrier chez M. Descat, chûte sur la main droite le 3 Avril 1859, fracture du

1er métacarpien droit au quart supérieur, moule en Gutta-Percha Ferrée, comprenant la première phalange du pouce et le quart du bord radial de l'avant-bras, continuation des mouvements de la main, guérison le 26 Avril 1859.

N° 346. — TÉTARD, 29 ans, luxation de l'extrémité externe de la clavicule gauche. Le 8 Mars, scapulums en Gutta-Percha Ferrée, guérison complète.

N° 347. — STOFFEN Catherine, 15 ans, Jean-Ghislain, bambrocheuse chez M. Mimerel, pouce droit pris dans les engrenages le 31 Mars, Gutta-Percha Ferrée, guérison le 20 Avril 1859.

N° 348. — BATTEUR Jean-Baptiste, 10 ans, cour Frère, n° 2 l'embranchement. Chûte sur la paume de la main droite étant poussé par le dos. Luxation du coude droit le 13 Avril. Le 14 Avril, gonflement considérable, Gutta-Percha Ferrée, en gouttière postérieure, guérison le 25 Avril 1859, moule de précaution conservé. Revu le 2 Mai, mouvements libres de l'articulation humérocubitale complètement désenflé. Le jeune Batteur a continué de se servir de son bras pour ses jeux d'enfant.

N° 349. DELPLANQUE Sidonie, 18 ans, cour à Cloux, rattacheuse chez M. Motte-Bossut, inflammation phlegmoneuse du coude droit depuis le 13 février. Le 15 février, incisions multiples, Gutta-Percha Ferrée mince, guérison le 18 Février 1859.

N° 350. — AMAND Caroline, 13 ans, cour Wattel, n° 2, bacleuse chez M. Motte-Bossut, chûte sur le coude droit le Jeudi 17 février 1859. Le 19 Février, Gutta-Percha Ferrée, guérison le 24 Février 1859.

N° 351. — DERICK Marie, 10 ans, tilleul, n° 20, monteuse de bobines, chez M. Motte-Bossut, pouce droit écrasé. Le 19 Février incision, Gutta-Percha Ferrée, guérison complète le 25 Février 1859.

N° 352. — BERNARD Auguste, 9 ans, épeule, maison Lagache, luxation de la tête du radius gauche sur le cubitus en jetant sa cassette sur le dos avec la main gauche, bruit perçu de craquement le 25 Février. Le 26 Février réduction, Gutta-Percha Ferrée, en gouttière postérieure, continuation de son jeu avec le membre blessé, guérison le 4 Mars 1859.

N° 353. — DESOUBRY Sophie, 16 ans, maison Lecroart, route de Mouveaux, bambrocheuse chez M. Alfred Motte, blessure du coude en tombant dans la rue le 10 Février 1859. Le 26 Février, Gutta-Percha Ferrée, guérison le 2 Mars 1859.

N° 354. — GRISPEL Emile, 14 ans, maison Coûteaux, au Jean-Ghislain, bâcleur chez M. Duriez, 9 Février, chûte sur un engrenage, Gutta-Percha Ferrée le 9 Février, guérison le 2 Mars.

N° 355. — DUFERMONT Louise, 52 ans, maison Wattine à la Potennerie, excoriation du mamelon gauche depuis deux ans d'apparence cancéreuse, hémorrhagie par le bout du mamelon qui suppure continuellement, durcissement des parties adjacentes, formation de croutes qui tombent et se reproduisent. Le Jeudi 24 Février, cautérisation avec le nitrate d'argent et protection de la mamelle par un sein artificiel en Gutta-Percha Ferrée, 25 cautérisation par la teinture d'iode, nouveau sein en Gutta-Percha Ferrée, guérison le 15 Avril 1859.

N° 356. — HESPEL Jean-Baptiste, 17 ans, teinturier chez M. Alfred Motte, ulcère au niveau de la malléole interne gauche, suite d'un coup de sabot. Le 20 Février, Gutta-Percha Ferrée, guérison le 18 mars 1859.

N° 357. — GAIL, 39 ans, au Raverdy, fracture du Péroné; Gutta-Percha Ferrée, le 27 Février 1858, marche immédiate, guérison le 30 Mars 1858.

N° 358. — DUFERMONT Emile, 19 ans, Pil, déchirure du dos de l'indicateur gauche dans les engrenages du moteur le 20

Avril 1857, Gutta-Percha Ferrée, guérison le 28 Avril 1859.

N° 359. — LEFEBVRE ARISTIDE, 14 mois, Pil, luxation du coude gauche le 17 Avril, l'enfant étant pris violemment par le bras pendant qu'il était penché sur une cuvelle, Gutta-Percha Ferrée, le 18 Avril 1859, guérison le 22 Avril 1859.

N° 360. BOURGOIS HENRI, 14 ans, fort Mullier, n° 30, ulcère scrophuleux au col depuis 4 ans. Le 22 Avril toucher par la teinture d'iode et Gutta-Percha Ferrée en emplâtres minces, grande amélioration le 2 Mai 1859.

N° 361. — FLAHAUT JOSEPH, 8 ans, de Boyelles, près Arras, rétraction de la jambe droite à angle droit sur la cuisse depuis 4 années, retraction de la cuisse sur le bassin, marche à béquilles. Le 2 Juin, moule en Gutta-Percha Ferrée étendant la jambe sur la cuisse et marche immédiate sur le membre sans béquilles, le talon appuyé sur un talon factice de treize centimètres. Électrisations, continuation des moules, et diminution prosgressive du talon, guérison le 2 Avril 1859 avec flexion et extension du membre qui permet la danse et le saut.

N° 362. — DEFRANCE FRANÇOIS, 41 ans, cour Chombart, n° 20, terrassier chez M. Amand, chûte sur la main droite ouverte, luxation du poignet, cubitus séparé du carpe en arrière. Le 30 Janvier impossibilité de se servir de la main, moule en Gutta-Percha Ferrée. Travail immédiat à son état de terrassier. Le 12 Mars, désenflement du poignet. Le travail de la bêche n'a pas amené de douleur. Le 13 Mars, Gutta-Percha Ferrée. Cubitus replacé, désenflement complet du poignet, continuation du travail. Le 19 Mars, guérison, mais conservation d'un moule de précaution. Le travail de terrassier n'a pas été interrompu depuis l'application de la Gutta-Percha Ferrée.

N° 363. — HESPEL, 14 ans, de Watrelos, tisserand, fracture des deux os de l'avant-bras gauche à trois centimètres au dessous d'une fracture des deux os anciennement consolidée. Le 26 Avril 1857, moule en Gutta-Percha Ferrée, comprenant la partie postérieure de l'avant-bras et du dos de la main, continuation de son travail de tisserand, qui consiste à pousser l'échasse avec le membre fracturé, guérison parfaite le 7 Juin 1857.

N° 364. — LOEIL, 17 ans, coup de flèche à la cuisse le 15 Juillet 1856, Gutta-Percha Ferrée, guérison le 24 Juillet.

N° 365. — Melle J. M., 39 ans, fabricante, phlegmon à la main le 1er Août 1857, incision, Gutta-Percha Ferrée, guérison le 12 Août.

N° 366. — M. FANYAU, 25 ans, filateur, doigt écrasé le 13 Mai 1857, Gutta-Percha Ferrée, guérison le 22 Mai.

N° 367. — BULTEAU, ouvrier de M. Florin, entorse le 28 Août, Gutta-Percha Ferrée, guérison.

N° 368. — M. PARENT HENRI, 46 ans, fabricant de harnais, entorse du pied le 3 Juillet 1858, Gutta-Percha Ferrée, guêtre, marche immédiate, guérison le 12 Juillet.

N° 369. — CHAVATTE LOUIS, fondeur en fer, pied écrasé par une gueuse en fonte le 9 Mars 1858, Gutta-Percha Ferrée, guérison le 22 Mars, continuation du travail pendant le traitement.

N° 370. — SYRANCE FÉLIX, doigt écrasé, Gutta-Percha Ferrée, guérison.

N° 371. — STENBIERE, fondeur, blessure du pied, le 19 Septembre 1857, Gutta-Percha Ferrée, guérison.

N° 372. — C...., 22 ans, domestique de M. Frasez, contracture récente des jumeaux le 23 Février 1858, Gutta-Percha Ferrée, guérison.

N° 373. — PROUVOST ALEXANDRE, cour Defrenne, panaris le 17 Mai 1857, Gutta-Percha Ferrée, guérison le 9 Juin 1857.

N° 374. — LARDENNE, 30 ans, carie des os de la jambe et du pied, cas d'amputation le 28 Mai, Gutta-Percha Ferrée, conservation du membre. Revue le 30 Avril continuation de l'amélioration.

N° 375. — M. Comerre, 48 ans, maître de pension, chûte sur le pavé couvert de givre, entorse du poignet, impossibilité de mouvoir la main, douleurs vives, le 11 Janvier 1857 Gutta-Percha Ferrée, amélioration immédiate, continuation de ses travaux, guérison le 18 Janvier 1857.

N° 376. — HÉNOT JOSÉPHINE, blessure des doigts le 20 Juillet 1857, Gutta-Percha Ferrée, guérison le 7 Août.

N° 377. — STALENS, 39 ans, rue de Blanchemaille, fondeur en cuivre, entorse au pied le 28 Septembre 1858, Gutta-Percha Ferrée, guêtre en peau lacée, guérison le 8 Décembre 1858.

N° 378. — DELCROIX, 19 ans, à la caisse commerciale du Nord, phlegmon à l'avant-bras droit le 7 Juillet 1856, incision. Gutta-Percha Ferrée, le 10 Juillet travail, guérison le 15 Juillet.

N° 379. — CAMBIER J., 14 ans, doigts écrasés le 14 Novembre 1858, Gutta-Percha Ferrée, continuation du travail, guérison,

N° 380. — Melle D., 22 ans, luxation congéniale des deux fémurs, déhanchement dans la marche. Le 25 Février 1857, appareils en Gutta-Percha Ferrée, moulés sur les cuisses, le bassin, le tronc et les aisselles, maintenus par un corset et une ceinture en forte élastique. Maintenant les fémurs dans leurs cavités. Marche plus facile, balancement moins considérable, amélioration progressive de la marche même sans appareils.

N° 381. — DELVOIE, cordier, 7 ans, carie du tibia et du calcanéum gauches le 15 Août 1857, Gutta-Percha Ferrée, guérison.

N° 382. — LIBOUTON F., 68 ans, phlegmon à la main le 22 Novembre 1856, incision, Gutta-Percha Ferrée, guérison le 3 Janvier 1857.

N° 383. — COUTEAU LEMAN, 6 semaines, fracture de la cuisse le 4 Mai 1855, Gutta-Percha Ferrée, guérison le 16 Juin 1855.

N° 384. FERLIÉ CYRILLE, 16 ans, entorse au pied le 27 Septembre 1857, Gutta-Percha Ferrée, guêtre, marche immédiate, guérison le 11 Octobre 1857.

N° 385. — DUHAYON f^me^, 29 ans, entorse du pied le 14 Juin 1858, Gutta-Percha Ferrée, marche immédiate, guérison le 22 Juin.

N° 386. — PLADIS f^me^, 32 ans, luxation du poignet le 22 Mai 1857, Gutta-Percha Ferrée, guérison.

N° 387. — CORNET Joséphine, blessure des doigts le 1er Avril 1855, Gutta-Percha Ferrée, guérison

N° 388. — CORNILLE Désiré, rue St-Antoine, main écrasée le 20 Mars 1857, Gutta-Percha Ferrée, guérison le 2 Avril 1857.

N° 389. — DELGRANGE, fileur, os du bras arraché par engrenage le 2 Novembre 1857, Gutta-Percha Ferrée, guérison.

N° 390. — VERSTRATE, fileur de M. Henri Delattre, entorse au pied le 30 Mai, Gutta-Percha Ferrée, continuation de la marche, guérison le 10 Juin 1858.

N° 391. — DEVOLE Fidéline, main écrasée le 4 Mai 1858, Gutta-Percha Ferrée, guérison le 20 Mai.

N° 392. — DUPREZ, cour Lefebvre, fracture (méconnue) de la clavicule pendant l'accouchement, le 6 Février 1858, le 25 Février les fragments font une saillie considérable, scapulums en Gutta-PerchaFerrée, guérison le 12 Mars sans difformité.

N° 393. — D'HONDT Edouard, 22 ans, fort Sioen, doigt écrasé dans les engrenages, Gutta-Percha Ferrée, guérison, continuation du travail.

N° 394. — ALLUIN Nathalie, 29 ans, soigneuse, pouce séparé de la main ne tenant que par un léger pédicule le 29 Août 1857, réapplication, Gutta-Percha Ferrée, guérison de la blessure le 15 Décembre 1857, mouvements du pouce rétablis par les électrisations.

N° 395. — VERMER, 26 ans, fileur, arrachement des chairs de l'articulation huméro cubitale droite le 26 Janvier 1857, Gutta-

Percha Ferrée, guérison complète, mouvements libres de l'articulation.

N° 396. — DEBARRE Hélène, 17 ans, soigneuse, main droite déchirée, le 6 Novembre 1855, Gutta-Percha Ferrée, guérison le 6 Novembre 1855.

N° 397. — Mme W. H. 70 ans, luxation de la 1re phalange de l'indicateur droit le 23 Février 1858, moule en Gutta-Percha Ferrée fixant la partie blessée et conservant le libre usage de la main, guérison.

N° 398. — WINDELS, 12 ans, 2me phalange de l'auriculaire gauche écrasée et presque séparée, le 6 Octobre 1855, Gutta-Percha Ferrée, guérison le 29 Octobre.

N° 399. — VANDEVILLE Sophie, 20 ans, soigneuse, auriculaire droit déchiré le 7 Juillet 1855, Gutta-Percha Ferrée, guérison le 15 Juillet.

N° 400. — DUBAR Rosalie, soigneuse à la carderie chez M. Lejeune, main blessée le 2 Novembre 1855, Gutta-Percha Ferrée, guérison le 10 Novembre 1855.

N° 401. — BUKHOVE Florine, blessure de la main le 4 Mai 1855, Gutta-Percha Ferrée, guérison le 9 Mai 1855.

N° 402. — FRAICHEFONDS, 19 ans, doigt auriculaire scié et presque détaché le 1er Avril 1857, Gutta-Percha Ferrée, continuation de son travail d'ajusteur, guérison le 1er Mai 1857.

N° 403. — MALIBORNE Louis, 53 ans, ouvrier du gaz, doigt écrasé le 30 Avril 1857, Gutta-Percha Ferrée, guérison.

N° 404. — Elisa, servante de M. Ferlié-Dorchies, panaris, incision, Gutta-Percha Ferrée, guérison, travail pendant le traitement.

N° 405. — DELATTRE Eugène, 5 ans, fracture de la clavicule droite par chûte d'une grande hauteur, le 4 Septembre 1858. Le 12 Septembre, réduction, scapulums en Gutta-Percha, Ferrée guérison le 18 Octobre 1858, continuation des jeux de l'enfance pendant tout le traitement.

N° 406. — M. MALAGIE, 46 ans, Md. de charbon de terre, fracture du 3me métatarsien, douleur vive, impossibilité de marcher le 7 Août 1856, Gutta-Percha Ferrée, marche immédiate facile. Le lendemain, route à pied de huit kilomètres, guérison parfaite le 25 août 1856.

N° 407. — ISABEAU, 45 ans, de Mons, (Belgique), mal perforant au petit orteil le 3 Janvier 1857, incision horizontale jusqu'à l'os, Gutta-Percha Ferrée, guérison le 10 Janvier 1857.

N° 408. — FOUQUES Louise, 33 ans, doigts écrasés le 4 Août 1855 dans les engrenages, Gutta-Percha Ferrée, guérison le 17 Août 1855.

N° 409. — DEMEULENAERE, 33 ans, rue St-Joseph, n° 168, rhumatisme articulaire, douleur vive du genou, alité depuis 5 semaines, le 27 Octobre 1856, Gutta-Percha Ferrée, maintenant la jambe étendue sur la cuisse, marche immédiate, guérison le 7 Novembre 1856.

N° 410. — COURTECUISSE Constant, 38 ans, domestique, entorse du pied pris sous une tonne remplie d'eau, le 1er Mars 1857, Gutta-Percha Ferrée, guêtre, travail immédiat, guérison le 15 Mars 1857.

N° 411. — VERRULTS, 13 ans, bras droit arraché du corps, par une carde dite loup. Le 13 Novembre 1858, Gutta-Percha Ferrée, rassemblant les chairs, manchon en Gutta-Percha Ferrée, guérison sans amputation.

N° 412. — LEBLANC Ferdinand, de l'épeule, morsure de l'indicateur gauche, le 7 Mars, Gutta-Percha Ferrée moulée, guérison le 12 Mars 1858.

N° 413. — MOUTON, 11 ans, 7 Ponts, fracture des deux os, de la jambe le 16 Janvier 1858, moule postérieur en Gutta-Percha

Ferrée, marche par la déambulation. Le 4 Février, marche sur le membre blessé, guérison le 20 Février.

N° 414. — DUPIRE, 45 ans, maçon, doigt coupé en plaçant une pierre. Le 9 Avril 1858, Gutta-Percha Ferrée, guérison le 12 Mai 1858.

N° 415. — FLAMENT Paul, 7 ans, doigt écrasé le 6 Mars 1856, Gutta-Percha Ferrée, guérison le 15 Mars 1856.

N° 416. — M. L**** 50 ans, négociant, entorse au pied le 5 Mars 1856, Gutta-Percha Ferrée, guêtre, marche immédiate, guérison le 12 Mars 1856.

N° 417. — GRAND'PIERRE, 50 ans, domestique de ferme, phlegmon au pied le 7 Novembre 1856, incision, Gutta-Percha Ferrée, guérison le 13 Novembre 1856.

N° 418. — NISSE, 10 ans, fracture de l'avant-bras le 21 Février 1857, Gutta-Percha Ferrée, guérison.

N° 419. — DELEFORTRIE Rosalie, 65 ans, plegmon du pied le 25 Septembre 1856, Gutta-Percha Ferrée, guérison le 19 Novembre 1856.

N° 420. — DESBOUVRI, 27 ans, doigt de pied écrasé le 7 Août, Gutta-Percha Ferrée, continuation du travail, guérison.

N° 421. — D'HALLUIN, 22 ans, cardeuse chez M. Screpel Florin, doigt enlevé par une carde le 18 Février 1857, Gutta-Percha Ferrée, guérison le 20 Mars 1857.

N° 422. — DEGEYTER Virginie, doigts déchirés le 9 Octobre 1857, Gutta-Percha Ferrée, guérison le 15 Novembre.

N° 423. — ROBIE Louise, doigts écrasés. Le 9 Novembre 1857, Gutta-Percha Ferrée, guérison le 18 Novembre.

N° 424. — LAHORIE Marie-Cécile, 31 Mars 1857, blessure de la main, Gutta-Percha Ferrée le 31 Mars 1858, guérison.

N° 425. — POLYCARPE, 25 ans, 2 doigts pris dans les peignes, doigts déchirés le 15 Décembre 1857, Gutta-Percha Ferrée, guérison le 18 Janvier 1858.

N° 426. — MARAUT Louis, fileur, doigt écrasé le 3 Février 1858, Gutta-Percha Ferrée guérison.

427. — X*** servante de M. Bulteau-Delerue, luxation du pouce gauche. Le 13 Février 1857, Gutta-Percha Ferrée, guérison.

N° 428. — domestique de M. Delcroix, entorse du pied, Gutta-Percha Ferrée, marche immédiate, continuation de son travail de charretier, guérison.

N° 429. — M. MEURISSE Jules, 26 ans, fabricant, fracture du péroné le 31 Mars 1856, Gutta-Percha Ferrée, marche et travail, guérison le 18 Mai.

N° 430. — THIBAUT Eugénie, au Tilleul, doigt écrasé le 3 Septembre 1858, Gutta-Percha Ferrée, guérison.

N° 431. — COCHETEUX Sophie, blessure de la main le 15 Juillet 1857, Gutta-Percha Ferrée, guérison. PETIT Elisa, doigts écrasés le 22 Juin 1858, Gutta-Percha Ferrée, continuation du travail, guérison.

N° 432. — LEPERS Clotilde, rattacheuse, doigt écrasé le 19 Février 1857, Gutta-Percha Ferrée, guérison le 10 Mars 1857, continuation du travail.

N° 433. — M. GRIMONPREZ-RAPSAERT, 38 ans, blessure du genou droit, traitements divers. Le 2 Juin 1857, Gutta-Percha Ferrée, guêtre, marche avec la jambe tendue, guérison le 16 Juillet 1857.

N° 434. — SEMAILLE Marie, 12 ans, déviation du pied. Le 26 Avril 1857, Gutta-Percha Ferrée, électrisations, guérison.

N° 435. — Philomène, 26 ans, servante, panaris le 21 Mars 1857, incision, Gutta-Percha Ferrée, guérison le 27 Mars 1857.

N° 436. — GADENNE, 14 ans, phlyctène au pied le 14 Novembre 1858, Gutta-Percha Ferrée, guérison le 22 Novembre 1858.

N° 437. — Dame X*** phlegmon de la main le 7 Août 1857, incision, Gutta-Percha Ferrée, guérison le 27 Août 1857.

N° 438. — Dame L supérieure du pensionnat de la Sainte-Union, entorse du pied le 30 Novembre 1857, Gutta-Percha Ferrée, marche immédiate guérison le 18 Décembre 1857.

N° 439. — LESGUILLON, 7 ans, membre abdominal inférieur paralysé, Gutta-Percha Ferrée, le 18 Octobre 1855, amélioration de la marche. Le 2 Mai 1857, électrisations, Gutta-Percha Ferrée, marche plus facile.

N° 440. — STICHELBOUT. 2 mois, pieds-bots de naissance, Gutta-Percha Ferrée, le 3 Janvier 1856, guérison le 18 Avril 1856. Revu en 1858, guérison parfaite, marche normale sans moyen artificiel.

N° 441. — VERQUIN, 32 ans, sellier, entorse au pied droit le 20 Janvier 1858, Gutta-Percha Ferrée, guérison le 30 Janvier 1858.

N° 442. — M. P. S. 29 ans, négociant, cuboïde séparé du calcanéum dans une chûte sur la plante du pied le corps étant lancé d'une voiture traînée par un cheval marchant au galop. Le 19 Mai 1857, réduction, Gutta-Percha Ferrée, guêtre, marche immédiate avec bâtons, guérison le 30 Juin, le blessé revu quelques mois après, ne se ressent plus de sa chûte, guérison parfaite.

N° 443. — M. P. S. 29 ans, négociant, entorse au pied le 18 Novembre 1856, Gutta-Percha Ferrée, guètre, marche immédiate, guérison le 7 Janvier 1857.

N° 444. — X*** servante, panaris le 25 Janvier 1857, Gutta-Percha Ferrée, guérison le 29 Janvier 1857.

N° 445. — ALPHONSE, 36 ans, forgeron de M. Draxelles, blessure de la main par écrasement, le 2 Novembre 1857, Gutta-Percha Ferrée, guérison le 15 Novembre 1857.

N° 446. — SEBERT Arthur, 3 1/2 ans, fracture de la cuisse droite près le col du fémur, le 17 Avril 1856, consultation avec le médecin traitant le 21 avril 1856, Gutta-Percha Ferrée, moulée sur le bassin la cuisse, la jambe et le dessus du pied, promenades sur les bras d'une bonne, guérison complète sans raccourcissement le 29 Mai 1856.

Il est bon de noter que l'appareil en Gutta-Percha Ferrée dans les fractures de cuisse préserve du contact de l'urine et facilite le mouvement : il est extensif, maintient la longueur des os et procure des guérisons complètes, sans faire éprouver la moindre douleur aux blessés.

N° 447. — HONORÉ, 9 ans, entorse grave le 15 Mai 1856, Gutta-Percha Ferrée, marche immédiate, guérison le 30 Mai 1856.

N° 448. — Mlle WALER, 13 ans, anglaise, Paralysie du membre abdominal gauche, retraction du tendon d'Achille gauche, pied bot droit, impossiblité de marcher sans le secours de deux personnes. Le 25 Mai 1856, section du tendon d'Achille gauche, Gutta-Percha Ferrée, marche immédiate plus facile, traitement du pied bot droit par la Gutta-Percha Ferrée, sans section du tendon, guérison, marche sans béquilles.

N° 449. — D 15 ans, pied bot et paralysie du membre abdominal gauche le 30 Mai 1856, Gutta-Percha Ferrée, amélioration dans la marche, guérison le 30 Novembre 1856. Le pied traîne encore sur le sol, mais les électrisations pourraient faire cesser cette infirmité.

N° 450. — JAUNET Marie, 28 ans, cardeuse, os frontal dénudé et nez brisé le 25 Juillet 1856, Gutta-Percha Ferrée, guérison le 15 Septembre 1856.

N° 451. — LIBOUTON, 32 ans, fracture des deux os de

l'avant-bras, passé dans les cylindres d'apprêts. Le 8 Juin 1856, Gutta-Percha Ferrée, guérison le 23 Juillet 1856. Travail pendant tout le temps du traitement.

N° 452. — X*** contre-maître de M. Descat-Libouton, main écrasée entre le volant d'une machine à vapeur et la muraille, le 24 Novembre 1856, Gutta-Percha Ferrée, guérison le 3 Décembre 1856.

N° 453. — DUMOULIN, tisserand à Hem, 58 ans, fracture comminutive de la jambe droite le 22 Juin 1856. Le 9 Juillet, consultation avec le médecin traitant; ouverture d'un foyer purulent, esquilles, sang caille, gangrène des tissus, conservation d'une esquille destinée à maintenir l'écartement des fragments, Gutta-Percha Ferrée, moulée sur la jambe et le pied maintenu par une bande et recouvert d'un moule antérieur destiné à solidifier le bandage. Le blessé qui n'avait pu être changé de place depuis le 22 Juin est mis sur un fauteuil pendant que les voisins aident à faire un lit. Le lendemain il changeait de lieu par la déambulation pratiquée à l'aide de deux brosses à balayer, servant de béquilles. Guérison complète. Le blessé revu en 1858 nous assure pouvoir se livrer à son état de tisserand, qui exige l'usage des deux membres, absence de claudication.

N° 454. — MEURILLON LUCIEN, 8 ans, luxation de la 3me vertèbre dorsale, deux courbures vertébrales : la première formée par les 1re, 2me, 3me, 4me, 5me, 6me vertèbres dorsales à convexité postérieure ; la seconde par les autres vertèbres dorsales et lombaires formant une courbure de compensation à convexité antérieure : déformation du thorax ; paralysie complète des extrémités inférieures, incomplète de la vessie ; impossibilité de rester debout et même assis ; le 27 Août 1856, appareils en Gutta-Percha Ferrée. Moule du dos, moule du thorax, moules latéraux, maintenus par un corset et des brassières, moule postérieur pour maintenir la tension des jambes et moulés des pieds, pour maintenir l'articulation à angle droit. L'amélioration se fait sentir par degrés, mais lentement. Cependant on peut placer le jeune Lucien debout devant une table. Les électrisations par courants continus passant par les membres inférieurs modifient promptement la vie des membres inférieurs, les électrisations localisées ramènent la contractillité des muscles extenseurs de la colonne vertébrale et sous leur influence on remarque que la distance entre les apophyses épineuses des 2me et 5me vertèbres dorsales qui étaient de quatre centimètres environ, diminue progressivement ce qui rend la gibbosité moins forte. La respiration devient meilleure ; le teint moins violacé le 9 Mars 1857, on applique un col en Gutta-Percha Ferrée moulé sur le corps et prenant point d'appui sur les épaules ; sous l'influence de ce moyen, l'amélioration est beaucoup plus rapide et la marche commence.

N° 455. — LEBLANC Juliette, 17 ans, rétraction de la jambe droite sur la cuisse le 4 Septembre 1856, Gutta-Percha Ferrée, redressement de la jambe par les mouffles, suppression des béquilles.

N° 456. — TOUTLEMONDE MARIE, 6 ans, déviation de la colonne vertébrale, marche en appuyant la main droite sur le genou droit ; cuisse et jambe fléchies le 30 Juin 1856, Gutta-Percha Ferrée. Appareils de corps, de cuisse et de jambe, marche droite plus facile, grande amélioration en peu de temps.

N° 457. — BRÉBAR, 15 ans, main gauche écrasée dans les engrenages. Le 27 Janvier 1857, Gutta-Percha Ferrée, conservation de la main et des doigts, guérison le 4 Mai 1857.

N° 458. — D*** 15 ans, ankylose du genou droit, le 9 Septembre Gutta-Percha Ferrée, flexion forcée de la jambe qui était constamment tendue, pendant le courant électrique appliqué sur les muscles fléchisseurs de la jambe. Le 22 Janvier 1857, guérison.

N° 459. — AARON Caroline, 4 ans, jambes tordues, marche

pénible. Le 2 Novembre 1856, appareils en Gutta-Percha Ferrée, marche plus facile, guérison complète le 6 Février 1857. Revue en 1858, guérison confirmée.

N° 460. — M. D*** de Tourcoing, 18 ans, déviation de la colonne vertébrale formant des courbures latérales, l'une au niveau de la 3me vertèbre dorsale à convexité gauche, l'autre au niveau de la 12me vertèbre dorsale à convexité droite. Le 6 Septembre 1856, appareils en Gutta-Percha Ferrée maintenu par un corset et des brassières. Electrisations localisées des muscles qui maintiennent la rectitude de la colonne vertébrale, redressement de cette colonne, rétablissement de la forme normale des côtés, santé parfaite.

N° 461. — VANDENHEDDE, 18 ans, apprêteur chez M. Descat, fractures du bras et de l'avant-bras gauches avec sortie des fragments, et chairs broyées, le membre ayant été laminé dans les cylindres d'apprêts. Le 21 Novembre 1856, Gutta-Percha Ferrée, réduction des fractures, guérison le 10 Janvier 1858 et conservation du membre, qui reprend toutes ses fonctions.

N° 462. — LECLERCQ Constant, 28 ans, tailleur de pierre, chûte d'un bâtiment de 12 mètres de hauteur, fracture du calcanéum droit le 11 Octobre 1856, Gutta-Percha Ferrée, guérison le 15 Novembre 1856. La marche a toujours eu lieu pendant le traitement. Leclercq Constant n'a conservé aucune infirmité de son accident et l'ankylose du pied n'a pas eu lieu.

N° 463. — M. SIMONIS, 16 ans, de Bourbourg, entorse au pied le 22 Octobre 1856, Gutta-Percha Ferrée, guérison le 30 Octobre 1856.

N° 464. — PERRULTHS, 14 ans, pied bot gauche, le 27 Novembre 1856, Gutta-Percha Ferrée, rétablissement des surfaces articulaires.

N° 465. — KREMER Herman, 6 ans, genou droit ankylosé le

30 Novembre 1856, Gutta-Percha Ferrée, guérison.

N° 466. — M. MARANT de Cassel, 19 ans, atrophie congéniale du membre supérieur droit ; l'omoplate est moitié plus petit que son congénère : l'humérus et les os de l'avant-bras mesurent ensemble 28 centimètres, le radius tordu tourné sur le cubitus de telle façonque la main se retrouve en pronation après avoir fait un tour complet : les doigts ne peuvent rien saisir et sont grêles minces et d'une longueur moindre que ceux de la main gauche, tout le membre balance comme un corps inerte, et ne peut ni se plier ni se lever. L'humérus ne tient à l'omoplate que par les tissus fibreux, tous les muscles étant à l'état rudimentaire. Le 10 Octobre 1856. Appareils en Gutta-Percha Ferrée, ayant pour but de fixer le carpe sur l'avant-bras et de diminuer la pronation excessive, électrisations de tout le membre supérieur, amélioration progressive. M. Maraut commence à saisir les corps on profite du retour de la contractilité pour faire tenir un fleuret, que le maître d'armes dirige. L'amélioration continue, la plume peut être saisie, et le membre reprend ses fonctions; l'omoplate grandit le premier. Le muscle deltoïde paraît grossir et forme une masse volumineuse. L'humérus grandit en second lieu et prend un développement considérable au point d'acquérir la longueur de son congenère le membre entier se fortifie et le 10 Novembre 1857 le jeune Maraut possède un membre dont la longueur totale est de 46 centimètres.

Nous avons fait cette remarque que sous l'influence des traitements par la Gutta-Percha Ferrée et l'électricité les parties les plus rapprochées du tronc se développent les premières; la vie reparaît plus promptement dans l'omoplate, vient ensuite l'humérus, puis les os de l'avant-bras et enfin le carpe et les doigts. Le carpe a reformé la fosse naviculaire de l'articulation du poignet, car la pronation exagérée avait rendu la surface articulaire de l'extrémité du radius et du cubitus tout-à-fait plane peu à peu le radius ne cédant plus aux efforts exagérés des muscles qui entraînent la main dans une pronation anormale, cesse de se contourner contre le cubitus et se redresse.

N° 467. — M. L. J.-B., négociant, affection du genou le 10 Septembre 1857. Appareil en Gutta-Percha Ferrée forçant à marcher avec la jambe tendue, guérison le 30 septembre 1857.

N° 468. — PROUVOST, 29 ans, Trichon, fracture des deux os de l'avant-bras doigt laminé dans les rouleaux d'une machine à apprêter. Le 22 Mai 1858, Gutta-Percha Ferrée, guérison le 19 Juillet 1858-

N° 469. — VANDEMBERGHE Sophie, servante Jeu, 29 ans, fracture du péroné le 4 Janvier 1857, Gutta-Percha Ferrée, marche immédiate, conti nuation de ses fonctions de servante de cabaret, guérison le 10 Février 1857.

N° 470. — FLAMENT Henri, 17 ans, altération de l'articulation du genou droit, suite d'une chûte le 27 Octobre 1857, Gutta-Percha Ferrée, maintenant le genou raide, guérison le 20 Novembre 1857.

N° 471. — DESTOMBES, 8 ans, jambes tordues, les tibias formant un arc de cercle à concavité interne. Le 19 Janvier 1857, Gutta-Percha Ferrée, amélioration immédiate dans la marche. Le 25 Mars 1857, redressement des membres inférieurs.

N° 472. — POTIEZ François, 10 ans, de Bourghelles, pied bot droit, face plantaire retournée et devenue dorsale. Le 9 Mai, section du tendon d'Achille et du jambier antérieur, Gutta-Percha Ferrée, marche immédiate plus facile. Les surfaces articulaires se forment un peu à la fois dans des rapports plus normaux et la face dorsale du pied devient latérale. La rotule qui était partie en arrière se rapproche de la ligue médiane.

N° 473. — M. L. V. de Bourbourg, 18 ans, déviation du pied

droit, le 10 Mai 1858, appareil en Gutta-Percha Ferrée, guérison le 16 Septembre 1858.

N° 474. — Melle L. C. de Paris, 9 ans, déviation de la colonne vertébrale à convexité postérieure. Appareils en Gutta-Percha Ferrée maintenu par un corset. Amélioration immédiate, marche moins douloureuse, allongement de la taille.

N° 475. — Agnès, 23 ans, servante, panaris le 5 Décembre 1858, incision, Gutta-Percha Ferrée, guérison le 10 Décembre 1858.

N° 476. — PARMENTIER, panaris, incision le 2 Juillet 1857, Gutta-Percha Ferrée, guérison le 7 Juillet.

N° 477. — COUQUE Cyrille, 18 ans, carie du poignet droit 1er Juillet 1857, Gutta-Percha Ferrée, guérison.

N° 478. — Mme D*** filateur à Roubaix, fracture de l'apophyse coracoïde de l'omoplate gauche le 12 Mars 1857, scapulums en Gutta-Percha Ferrée, continuation des mouvements complets des membres supérieurs, guérison le 10 Avril 1857.

N° 479. — DUTHOIT Marie, 12 ans, trois doigts de la main droite pris dans les engrenages, le 5 Juillet 1858, Gutta-Percha Ferrée, guérison.

N° 480. — DUPONT, 30 ans, fileur, blessure au doigt par un engrenage le 27 Mars 1858, Gutta-Percha Ferrée, travail immédiat, guérison.

N° 481. — Louis, 19 ans, conducteur d'eau, entorse au pied le 24 Février 1858, Gutta-Percha Ferrée, marche immédiate, guérison.

N° 482. — LIÉNARD Marie, 9 ans, au Plouxter (Belgique) déviation des 3me, 4me et 5me vertèbres, dorsales dorsalés à convexité postérieure, paralysie de la jambe gauche. Le 10 Février, appareils en Gutta-Percha Ferrée, corset. Electrisations localisés et courants continus passant par les deux membres inférieurs, amélioration, possibilité de se mouvoir seule et d'aller rejoindre aux champs les personnes de sa famille.

N° 483. — VANDECRUX, 9 ans, marche sur les pieds et les mains par suite d'une affection cérébrale, impossibilité de se tenir debout, quand le père veut le soutenir par les aisselles. Le 28 Février 1857, moules en Gutta-Percha Ferrée aux cuisses, aux jambes, aux pieds, électrisations et possibilité de se mouvoir avec des béquilles. Nous regrettons que des considérations qu'il est inutile de faire connaître, empêchent le jeune Vandecrux de continuer un traitement qui le rendrait à une nouvelle existence. Il paraît se contenter de l'amélioration qu'il a éprouvée et qui lui donne le moyen de se transporter où il le désire, sans devenir par sa marche l'objet de la curiosité publique.

N° 484. — Vᵉ DUVILLERS, chez M. Mayart, fracture du bras le 14 Janvier 1858, Gutta-Percha Ferrée, guérison le 18 Février 1858.

F° 485. — FOURNIER, 27 ans, de Watrelos, luxation et fracture du coude gauche datant de 20 jours, efforts inutiles de réduction par les médecins appelés. Membre supérieur très-tuméfié, douleur vive : le 10 février 1857, réduction par les moufles, Gutta-Percha Ferrée, guérison le 5 Avril 1857. Fournier peut se servir du membre blessé, mais les mouvements de l'articulation du coude, n'ont pas toute leur étendue.

N° 486. — CATEAU, ouvrier de M. Dervaux, carie des os du pied, le 9 Mars 1857, Gutta-Percha Ferrée, guérison.

N° 487. — DAVRAIN François, 11 ans, fracture des deux os de l'avant-bras au tiers supérieur le 9 Mars, Gutta-Percha Ferrée, guérison le 8 Avril 1857.

N° 488. — Fille BAUCOURT, 12 ans, luxation du coude droit le 16 Octobre 1857, Gutta-Percha Ferrée, guérison le 30 Octobre 1857.

N° 489. — DOYE Célestin, blessure du genou le 2 Avril 1857, Gutta Percha Ferrée, marche immédiate.

N° 490. — BERNARD, 11 ans, teinturier, luxation du cubitus gauche sur l'humérus en arrière en tombant d'un char de cavalcade le 24 Mars 1857, réduction, Gutta-Percha Ferrée, travail immédiat guérison le 8 Avril.

N° 491. — DELALOT, petite fille, jambe tordue le 5 Avril 1857, Gutta-Percha Ferrée, guérison.

N° 492. — PAU Ferdinand, de Lannoy, 12 ans, jambe gauche retractée sur la cuisse. Le 6 Avril 1857, Gutta-Percha Ferrée, électrisations, guérison.

N° 493. — MARTIN Thomas, enfant, entorse au pied le 7 Avril, Gutta-Percha Ferrée, marche immédiate, guérison.

N° 494. — PRUS, maison Vendôme. au Raverdi, entorse au coude le 7 Avril 1857, Gutta-Percha Ferrée, guérison.

N° 495. — WILLEMS Louis, 25 ans, ourdisseur, déchirure du dos de la main prise dans une porte fermée, le 7 Avril 1857, Gutta-Percha Ferrée, guérison le 18 Avril 1857.

N° 496. — Mlle C*** rue Pélart, panaris du doigt médius gauche, le 2 Avril 1857, incision, Gutta-Percha Ferrée, guérison le 8 Avril 1857.

N° 497. — Mlle X*** couturière, cour Wattel Prus, n° 11, le 8 Avril 1857, fracture de la première phalange du médius gauche par un bras de pompe, Gutta-Percha Ferrée, guérison le 23 Avril 1857.

N° 498. — M. B. peintre, à Tournai, 23 ans, entorse négligée ancienne, difficulté de marcher et de se tenir sur une échelle le 7 Avril 1857, Gutta-Percha Ferrée, marche plus facile, possibilité de se tenir sur l'échelle.

N° 499. — DELATTRE, fils du cabaretier du Canon d'Or, à

Lys, doigt scié le 31 Mars 1857, Gutta-Percha Ferrée, guérison le 15 Avril 1857.

N° 500. — VANEICKEN, 38 ans, tisserand chez M. Cateau-Casse, fracture de la clavicule gauche le 3 Avril, les fragments faisant saillie à travers la peau, scapulums en Gutta-Percha Ferrée, continuation de son travail de tisserand qui nécessite le mouvement continuel des deux membres supérieurs, guérison le 9 Mai, les fragments sous l'influence de la tension des deux clavicules ont pu reprendre leur position presque normale.

N° 501. — DUHAMEL, 25 ans, fermier à Lys, deux doigts coupés longitudinalement dans une machine à faire le coupage, le 9 Avril 1857, doigts artificiels en Gutta-Percha Ferrée, guérison le 15 Mai 1857, continuation du travail pendant le traitement.

N° 502. — Femme BOURGOIS près le cabaret du Franc-Bois, à Lys, doigt écrasé le 25 Avril 1857, Gutta-Percha Ferrée, guérison le 30 Avril.

N° 503. — VOREUX, 35 ans, abcès à la joue le 8 Avril 1858, incision, pansement avec la Gutta-Percha Ferrée mince, guérison 18 avril sans cicatrice apparente.

N° 504. — FONTEYNE Théophile, 12 ans, atrophie du membre supérieur droit depuis la naissance, paralysie des fléchisseurs des doigts et de la main ; paralysie des extenseurs de l'avant-bras ; paralysie des élévateurs du bras. Le 13 Janvier 1858, moules en Gutta-Percha Ferrée, maintenant le poignet fléchi et l'avant-bras étendu. Allongement du membre, possibilité d'écrire avec la main paralysée, etc., développement considérable du scapulum des muscles de l'épaule, etc. Le 15 Mai, le jeune Fonteyne peut manier des poids, porter des fardeaux et faire ses devoirs de classe avec le membre qui était était paralysé de naissance.

N° 505. — BOULANGER Emile, 10 ans, luxation de la 4me vertèbre cervicale, paralysie complète des membres inférieurs : le menton touche la poitrine et tend à s'y loger. Le 2 Mai 1857, formation d'un col en Gutta-Percha Ferrée d'une épaisseur d'un millimètre et demi, comprenant la partie antérieure du col et la partie supérieure des épaules, complété par un second moule formé sur l'occipital et reposant sur les épaules ; l'appareil complet est fixé par une cravate. Electrisations des muscles trapèzes, etc. Le 7 Mai, la tête est relevée : la paralysie a cessé et le jeune Boulanger peut venir lui-même réclamer mes conseils. La guérison ayant lieu, je perds de vue ce jeune garçon. Retour de l'affection à un moindre degré en Janvier 1859. Le 10 Janxier, traitement par la Gutta-Percha Ferrée et l'électricité, nouvelle amélioration.

N° 506. — Mme LEFEBVRE, de Néchin, 55 ans, courbure de la jambe gauche, suite d'une ancienne fracture. Marche excessivement pénible. Le 2 Avril, moule en Gutta-Percha Ferrée, comprenant les trois quarts postérieurs de la jambe et le pied, maintenu par une guêtre lacée, marche immédiate facile.

N° 507. — DUTILLEUL MICHEL, de Marcq, 52 ans, carie des os du pied le 11 Avril 1857, moule en Gutta-Percha Ferrée, guérison le 22 Juin 1857.

N° 508. — LEROY, 5 ans, jambes tordues : les tibias sont trop faibles pour porter le poids du corps. Le 19 Avril, moule en Gutta-Percha Ferrée comprenant la partie postérieure de la jambe et le pied, guérison le 20 Juillet 1857.

N° 509. — SAPPE, 3 ans, luxation du coude le 21 Avril 1857, Gutta-Percha Ferrée, guérison le 29 Avril 1857.

N° 510. — LOCUFIER, 15 ans, manœuvre de maçon, fracture de l'occipital ; plaie contuse le 13 Avril 1857, Gutta-Percha Ferrée. guérison le 7 Mai 1857.

N° 511. — LEPERS, 16 ans, rue de l'épidème, fracture comminutive de l'avant-bras et du bras droit. Les extrémités de l'humérus qui font saillie à travers les chairs, sont dénudées de leur périoste. Le 28 Mai 1857, moule en Gutta-Percha Ferrée, maintenant toutes les chairs rassemblées, réduction des fractures, l'humérus se solidifie par le dépôt du cal dans la partie interne du périoste qui forme une nodosité qui parait appliquée à l'humérus. Le 6 Septembre on retire par la plaie fistuleuse du bras les séquestres de l'humérus. La solidification devient complète et aujourd'hui le jeune Lepers se sert de son bras, comme s'il n'avait jamais éprouvé d'accident.

N° 512. — CARRETTE, à Hem, fracture du radius droit au 5me inférieur le 13 Avril 1857, Gutta-Percha Ferrée, continuation du mouvement de l'avant-bras, guérison le 19 Mai 1857.

N° 513. — POTHIER Jean-Baptiste, 29 ans, tourneur en fer chez M. Martin, pouce écrasé entre la pièce à tourner et le support d'un tour. Le 14 Avril 1857, Gutta-Percha Ferrée, continuation du travail le 17 Avril, guérison le 5 Mai 1857.

N° 414. — DEBREUCK Louise, ouvrière de M. Parenthou, doigt écrasé dans les engrenages le 25 Avril 1857, Gutta-Percha Ferrée, guérison le 5 Mai 1857.

N° 515. — GODEFROI, à l'embranchement, division d'un doigt par une machine le 25 Avril 1857, Gutta-Percha Ferrée, guérison.

N° 516. — NIEULAT Fidéline, 28 ans, rue de l'Orient 15, fracture du péroné le 20 Juin 1857, Gutta-Percha Ferrée, marche immédiate, continuation de tous les travaux domestiques, guérison le 24 Juillet 1857.

N° 517. — F^me^ LEROY, fermière à Watrelos, 53 ans, fracture de l'avant-bras gauche au tiers inférieur réduite et maintenu par le médecin du village au moyen des attelles, etc. Compression très-forte, engourdissement des doigts, etc. Le 22 Juin moule en Gutta-Percha Ferrée, maintenu par un manchon lacé, amélioration immédiate. Le lendemain, la femme Leroy, peut traire les vaches avec le membre fracturé, guérison le 28 Juillet 1857.

N° 518. — BERTHOUT Isidore, 32 ans, rotier, luxation du pouce droit le 8 Juillet 1857, Gutta-Percha Ferrée, continuation du travail, guérison le 22 Juillet 1857.

N° 519. — LEFEBVRE Camille, 12 ans, pied Equin excessivement fort, luxation de l'astragale, marche sur l'extrême pointe du pied, le talon à 8 centimètres du sol. Le 2 Mai 1857, section du tendon d'Achille, Gutta-Percha Ferrée. Le même soir, la jeune fille monte l'escalier des deux jambes marchant alternativement, ce qu'elle n'avait pu faire depuis sa naissance, allongement du tendon de sept centimètres. La Gutta-Percha Ferrée et les électrisations ont modifié le membre d'une manière si heureuse, que les parents étaient obligés de demander à la jeune fille quel était le membre autrefois souffrant.

N° 520. — LEPERS Charles, fermier à Mouveaux, 13 ans, membre inférieur plus court, marche douloureuse et très-difficile. Le 29 Avril 1857, appareil en Gutta-Percha Ferrée, position inclinée du pied maintenue par un moule, et l'application d'un talon très-élevé. Electrisations, marche immédiate facile. Charles Lepers fait la route de Mouveaux à Roubaix à pied, (4 kilomètres.) Le 7 Mai 1857, Charles peut retourner au collége, le membre s'est fortifié et la santé est beaucoup meilleure.

N° 521. — M. D. fermier, 22 ans, entorse ancienne, [illegible]auss[illegible] ankylose. Le 2 Mai, 1858, Gutta-Percha Ferrée, mar[illegible]he i[illegible] [illegible]mmé- diate facile, guérison.

N° 522. — MOULARD, 12 ans, fils d'un cab[illegible] [illegible]retier, rue Saint Pierre, fracture de l'avant-bras. Le 27 J[illegible]uillet [illegible], Gutta-Percha Fer- rée, guérison le 2 Septembre 1858.

N° 523. — GIRAUDON, [illegible] ar[illegible]s, menuisier, 18 Septembre 1857, doigts sciés, Gutta-Percha [illegible] Ferrée, guérison.

N° 523 (bis.) — DUMORTIER, main écrasée le 1er Février 1858, Gutta-Percha Ferrée, guérison le 2 Avril 1858.

N° 524. — MONTAGNE HENRI, fileur, doigt écrasé le 2 Février 1858, Gutta-Percha Ferrée, guérison.

N° 525. — REYREL, doigt coupé. Le 5 Octobre 1858, Gutta-Percha Ferrée, guérison le 15 Octobre.

N° 526. — BLEUDE, ouvrière, 3 Octobre, doigt écrasé, Gutta-Percha Ferrée, guérison.

N° 527. NOCLIN JOSÉPHINE, 27 ans, ouvrière chez M. Vinchon, main et avant-bras broyés dans les engrenages. Le 12 Juin 1857, Gutta-Percha Ferrée, conservation du pouce et des doigts médius annulaire et auriculaire ; ablation du 2me métacarpien et des os du carpe correspondant. Guérison avec l'usage du pouce et des doigts. Quant au poignet, il est frappé d'une ankylose, qui pourrait disparaître si la blessée voulait continuer le traitement électrique qui rend aux parties le mouvement que la blessure a fait perdre.

N° 528. — M. C. D. fabricant à Roubaix, chûte de cheval le 9 Octobre 1858, enlèvement du feuillet externe de la rotule gauche, moule en Gutta-Percha Ferrée, marche immédiate, guérison le 24 Octobre 1858.

N° 529. M. G. négociant de Paris, arthrite aigue du genou droit, douleurs vives, séjour au lit depuis quelque temps. Le 7 Janvier 1858, moule postérieur en Gutta-Percha Ferrée, maintenu par une genouillère lacée, marche immédiate, amélioration rapide de l'inflammation articulaire, guérison complète le 27 Janvier 1858.

N° 530. — MAZURE, 18 ans, pied bot opéré quelque temps après la naissance, déviation considérable, pied rond, marche sur le bord externe du pied, fortement entraîné en dedans par la contraction des jambiers antérieurs, et la rétraction de l'aponévrose plantaire 16 Août 1857, traitement par la Gutta-Percha Ferrée et les électrisations localisées : redressement du pied ; marche sur la plante du pied. Les facettes des os se modifient car il n'y a pas de surface, qui résiste à la force du maintien des positions données par ces moules en Gutta-Percha Ferrée.

N° 531. — M. BONTE, 48 ans, fracture de la jambe droite depuis trois ans : concavité intérieure, marche impossible sans appareil en fer. Le 20 Mai 1857, cessation des appareils en fer, moule en Gutta-Percha ferrée, marche immédiate plus facile, suppression de tout appareil le 30 Juillet et marche facile sans aucun moyen artificiel.

N° 532. — BONTE HENRI. 9 ans, de Bondues, rétraction de la cuisse droite sur le bassin et de la jambe droite sur la cuisse, suppuration du fémur près le grand trochanter depuis longues années, différents traitements sans succès. Le 19 Mai 1857, Gutta-Percha Ferrée s'opposant à la flexion de la cuisse. Gutta-Percha Ferrée, maintenant l'extension de la jambe sur la cuisse. Electrisations des muscles contracturés pendant leur tension factice. Grande amélioration : marche plus facile, redressement de la flexion du corps, suppression des bâtons. Le membre droit s'allonge sans que l'articulation participe à cet allongement et on remarque que le fémur droit a pris plus de longueur que son congénère.

N° 533. — BAR FÉLICIEN, panaris le 18 Novembre 1857, Gutta-Percha Ferrée, guérison, continuation du travail.

N° 534. — GRIMONPREZ LOUIS, 56 ans, fort Bredart à Roubaix. Le 23 Février 1858, fracture de la 6me vertèbre cervicale, face violette, membres supérieurs engourdis : cessation de l'engourdissement des membres supérieurs lors de l'extension de la tête; anéantissement quand on l'abandonne. Gutta-Percha Ferrée moulant le derrière de la tête, du col et des épaules, fixée par quelques tours de bande, et formation d'un col recouvrant le premier moule, ce tout fixé par une cravate ; soulagement immédiat, possibilité de marcher, transport à l'hôpital, continuation des soins. Le blessé peut regarder ce qui se passe, mais le corps tourne tout d'une pièce, les mouvements de la tête et de la colonne cervicale sont tout à fait impossibles. Les mouvements de la mâchoire peuvent se faire, mais on évite la mastication en nourrissant avec des potages, des œufs, etc. Guérison complète le 20 Avril. Revu le 10 Avril 1859, Louis Grimonprez ne se ressent plus de sa blessure et a repris le travail du tisserand; les mouvements du col se font en tous sens.

N° 535. — M. DELEBOIS, 30 ans, voyageur de commerce, luxation de l'extrémité tarsienne du premier métatarsien droit depuis une époque éloignée. Le 20 Septembre 1858, Gutta-Percha Ferrée, marche immédiate facile, guérison le 30 Septembre et continuation de ses fonctions, qui nécessitent une locomotion continuelle.

N° 536. — M. L. ROUZET, 26 ans, cultivateur à Ardres, chûte du chemin de fer pendant la marche du train par fracture d'un waggon, blessures graves à la tête. Le 18 Décembre 1857, plaies contuses à l'angle externe gauche du frontal : division de la face et de la pommette droite, Gutta-Percha Ferrée appliquée sur les plaies contuses, guérison.

N° 537. — THIELT André, mécanicien, rue de l'empereur, entorse du poignet, Gutta-Percha Ferrée, guérison.

N° 538. — RABOT Louis, 39 ans, serrurier, entorse du poignet le 14 Octobre 1857, Gutta-Percha Ferrée, guérison en continuant le travail, suppression du bandage le 3 Novembre 1857.

N° 539. — LECONTE Achille, 23 ans, Blanc-Sceau, entorse négligée, Gutta-Percha Ferrée. Le 6 Décembre 1857, marche facile, guérison sans ankylose.

N° 540. — LEFEBVRE François, fracture du doigt, Gutta-Percha Ferrée, guérison en continuant le travail.

N° 541. — LECONTE Julie, 26 ans, panaris de l'auriculaire

droit le 3 Octobre 1857, Gutta-Percha Ferrée, guérison le 25 Octobre 1857.

N° 542. — M. T*** fabricant de tulle, 43 ans, déviation du gros orteil droit, impossibilité de marcher. Le 5 décembre 1858, application d'un doigt de pied artificiel en Gutta-Percha Ferrée, se prolongeant sur les faces palmaire et dorsale du pied et maintenu par une bande, marche immédiate et amélioration suffisante pour permettre le voyage de Paris le 7 Décembre.

N° 543. — CARRETTE, 52 ans, tourneur en fer chez M. Paulus, médius et annulaires droits écrasés entre la pièce à tourner et le support : première phalange du médius presqu'entièrement séparée, réapplication, guérison complète et reprise du travail au 10me jour de la blessure.

N° 544. — CARRETTE, 52 ans, tourneur en fer chez M. Paulus. Le 16 Février 1857, entorse du poignet, Gutta-Percha Ferrée, continuation du travail, guérison.

N° 545. — BRIFFAUT Pierre, rattacheur, fracture du 1er métacarpien gauche. Le 26 Décembre 1857, moule en Gutta-Percha Ferrée comprenant la première phalange du pouce. Le métacarpien et une partie du poignet, fixé à l'avant-bras par quelques tours de bande, continuation du travail, guérison le 16 Janvier 1858.

N° 546. — VANNUFFEL Adelaïde, près la station, ouvrière de M. Mazure, doigts fracturés. Le 18 Novembre 1857, doigts artificiels en Gutta-Percha Ferrée, guérison le 25 Décembre 1857.

N° 547. — DEGROOTE, 52 ans, doigt indicateur scié près de l'articulation phalange métacarpienne le 12 Mai 1858, Gutta-Percha Ferrée, guérison et conservation du doigt.

N° 548. — VITTENDAL, 4 Février 1858, arrachement des tissus de la main, Gutta-Percha Ferrée, guérison.

N° 549. — LEBRUN Louis, 29 ans, doigts sciés le 9 Novembre 1858, Gutta-Percha Ferrée, guérison le 30 Novembre 1858.

N° 550. — LEFEBVRE CORNÉLIE, 26 ans, ouvrière chez M. Ternynck-Defrenne. Le 3 Octobre 1857, fracture comminutive des têtes phalangiennes de quatre métacarpiens droits avec des tractions de toutes les parties qui forment le dos de la main. Conservation du membre, Gutta-Percha Ferrée, guérison complète le 30 Novembre 1857 avec conservation du mouvement des doigts; les tendons extenseurs des doigts se sont conservés malgré leur dénudation. Nous avons du reste fait souvent cette remarque, que l'application de la Gutta-Percha Ferrée sur les tendons et les aponévroses est suivie d'un dépot de lymphe plastique, qui recouvre les parties fibreuses et leur forme un vernis blanchâtre, qui n'est pas détruit par les pansements, la Gutta-Percha Ferrée se détachant d'elle-même et n'ayant contracté aucune adhérence avec les tissus. La nature n'est donc pas génée dans ses moyens de réparation. En pourrait-on dire autant de l'application de la charpie?

N° 551. — MAHIEU J.-B., pouce écrasé le 25 Mai, Gutta-Percha Ferrée, guérison.

N° 552. — VANNESTE PH. 36 ans, fracture de l'extrémité acromiale de la clavicule gauche, réduction le 9me jour. Le 15 Décembre 1858, scapulums en Gutta-Percha Ferrée, amélioration immédiate, continuation du travail. La traction produite sur les clavicules par la tension des scapulums au moyen du lacet eut pour effet la juxta-position des fragments car dans mon traitement des fractures de la clavicule les membres supérieurs peuvent se mouvoir et tous les efforts tendent à réduire la fracture attendu que les appareils agissant sur les deux membres supérieurs ne peuvent permettre aux clavicules qui sont les arcs-boutants de la poitrine, de se rapprocher du centre de gravité du corps.

N° 553. — M. M*** 16 ans, d'une constitution frêle et d'un teint chlorotique, déviation des vertèbres dorsales; enfoncement de la 6me vertèbre, Gutta-Percha Ferrée moulée sur les hanches, les côtes et sous les aisselles. Le 24 Juin 1858, guérison complète.

N° 554. — M. D*** de Lille, 18 ans, absence congéniale du tibia droit dans une étendue de trois centimètres le péroné formant une nodosité sans raideur, une fausse articulation au quart inférieur de la jambe. Le 21 août 1857, suppression d'un appareil orthopédique en acier d'une construction tellement parfaite que le membre enfermé dans cet appareil devient atrophié et immobile. Le 21 Août 1857, application d'un moule en Gutta-Percha Ferrée ayant pour effet de maintenir la rectitude de la jambe, de l'empêcher de fléchir pendant la marche sur le pied et le membre souffrant, marche immédiate plus facile, même sans canne. L'usage de cet appareil aura pour effet de produire le mouvement dans le membre, de lui rendre sa force. En maintenant la position normale des fragments, on doit espérer une consolidation de la fausse articulation du péroné qui est entouré d'une grande quantité de tissus fibreux. L'emploi des électrisations rendra aux muscles une plus grande puissance de contractilité, et les tisssus qui remplacent le cal de la fracture primitive en changeant de nature sous l'influence électrique pourront amener une consolidation. Du reste, à choisir infirmité pour infirmité, l'emploi d'un moule en Gutta-Percha Ferrée maintient le pied sur la jambe et suppléant à la force des os par une carapace extérieure, sera préférable au balancement d'un membre rendu inutile dans un appareil perfectionné dont les points d'appui sont pris sur le bassin.

N° 555. — SÉBIRE Abel, de Valenciennes, 8 ans, pied-bot gauche 20 Août 1857, section du tendon d'Achille, moule en Gutta-Percha Ferrée, marche immédiate plus facile, guérison.

N° 556. — CAULIER, 43 ans, domestique de M. Pierre-Parent, fracture de la clavicule, scapulums en Gutta-Percha Ferrée, continuation du travail, guérison.

N° 557. — F^me^ BOSSUT, de Tourcoing, 45 ans, tumeur blanche du genou droit depuis plusieurs années. Le 5 Février 1858, moule postérieur en Gutta-Percha Ferrée, électrisations par courants continus : flexion du membre pendant la distribution de l'électricité dans les fléchisseurs de la jambe sur la cuisse, guérison le 5 Avril 1858.

N° 558. — JULES D*** de Fives, fausse ankylose du genou droit depuis longues années. Le 8 Octobre 1857, Gutta-Percha Ferrée, électrisations pendant l'action d'un poids suspendu au pied, le genou étant placé sur un coussin, soit attaché au plafond ou appuyé sur le bras d'un canapé. Les mouvements de l'articulation se rétablissent par degré. On fait une machine en Gutta-Percha Ferrée, munie d'un vis de pression pour dessouder la rotule. Le moule en Gutta-Percha Ferrée appliqué sur la partie postérieure du membre, maintient l'articulation du genou immobile et empêche l'inflammation de se développer, les flexions successives amènent une amélioration dans les mouvements de l'articulation et la cuisse reprend de la force et du volume. La fausse ankylose a été détruite, et les mouvements ne sont pas aujourd'hui aussi complets qu'ils auraient pu l'être à cause de l'interruption du traitement.

N° 559. — COUSU, serrurier chez M. Cordonnier, luxation du genou le 28 Février 1858, Gutta-Percha Ferrée, marche immédiate, travail. Guérison le 15 Mars 1858.

N° 560. — VARLET ATHANASE, d'Hazebrouck, 12 ans, carie des os de la jambe droite, tumeur blanche de l'articulation tibio tarsienne, impossibilité de marcher depuis longtemps. Le 17 Septembre 1857, traitement par les appareils en Gutta-Percha Ferrée. Electrisations par courants continus, le conducteur positif placé dans le bain de pied du côté malade, rétablissement de la santé ; marche plus facile, guérison sans ankylose. Le 15 Août 1858, le jeune Athanase peut courir et jouer aux barres avec ses camarades de collége, et l'articulation tibio tarsienne dans un état normal jouit de tous ses mouvements.

N° 561. — Frère ADEGRIN, directeur des frères des écoles chrétiennes de Saint-Amand. Hémiphlégie incomplète et intermittente. Le 25 Septembre 1857, électrisations par courants continus passant par les membres inférieurs, le conducteur positif placé dans le bain de pied du côté paralysé.

N° 562. — Frère VICTUS, 52 ans, directeur des frères des écoles chrétiennes de Douai, paralysie des muscles de l'épaule, qui ont pour fonctions l'élévation du bras et son mouvement en arrière. Flexion considérable des doigts médius et auriculaire des deux mains par la rétraction de l'aponévrose palmaire en 1857, section sous cutanée des brides aponévrotiques, appareils de redressement en Gutta-Percha Ferrée, électrisation des muscles contracturés pendant leur extension artificielle, tant à l'avant-bras qu'au thorax. Guérison de la paralysie en un mois de traitement. Quant aux doigts, leurs mouvements sont assez libres pour jouer les orgues, mais nous ne dissimulons pas qu'il est dans la nature de ces affections de se reproduire et nous engageons le Frère à recourir immédiatement aux mêmes moyens, sans attendre que l'infirmité soit aussi grave qu'elle ne s'est montrée avant le traitement par la Gutta-Percha Ferrée et l'électricité.

N° 563. — ACKIN VALÉRIE, 12 ans, paralysie du côté droit du corps avec contracture des extenseurs des cuisses, des jambes et des pieds, impossibilité de marcher sans le secours de deux personnes, et chûtes fréquentes sur les genoux. La marche a lieu par la pose des extrémités des pieds sur le sol, le poids du corps faisant cesser la résistance des extenseurs du pied, ce qui donne à la marche l'apparence du saut. Le 8 Octobre 1857, traitement par les appareils en Gutta-Percha Ferrée appliqués aux cuisses, aux jambes pour empêcher la flexion des genoux, et aux pieds pour maintenir les pieds à angle-droit et résister à la contracture des extenseurs du pied qui, ne trouvent plus de contrepoids dans les muscles fléchisseurs du pied frappés de paralysie ; électrisations localysées. Le côté gauche est soutenu par un appareil en Gutta-Percha Ferrée prenant point d'appui sous l'aisselle sur les côtes et sur la hanche. Les moyens permettent la marche plus facile, et la répétition des électrisations donne de la force aux muscles paralysés en faisant jouir la jeune Valérie d'une santé parfaite. Il est à remarquer du reste que l'emploi des appareils en Gutta-Percha Ferrée et de l'électricité a pour effet d'améliorer très-promptement la santé des personnes les plus délicates. Aujourd'hui 15 Mai 1859, la jeune Valérie Akin, marche sans appareils en Gutta-Percha Ferrée ou autres ne fait plus de chûte, jouit d'une excellente santé, mais nous continuons à lui donner des soins qui ont pour but de rendre un peu plus de force aux extenseurs de la cuisse droite, afin d'éviter de paraître avec la légère inclinaison du corps à gauche, qui résulte de la plus grande force des muscles gauches du torse et de la légère contracture du psoas droit. Il est à remarquer que la jeune Valérie met un très-grand empressement à suivre le traitement, qui ne lui procure aucune douleur.

N° 564. — HARDOUIN César, 11 ans, de Busigny, déviation antéro postérieure de la colonne vertébrale depuis longues années, Les 1re, 2me, 3me, 4me, 5me, 6me et 7me vertèbres dorsales faisant une courbe à concavité antérieure de neuf centimètres de flèche, déformation du thorax dont toutes les côtes sont excessivement proéminentes Le 20 Octobre 1857, appareils de redressement en Gutta-Percha Ferrée moulés sur le corps et faisant porter le poids de la tête et des épaules par le point d'appui pris sur les hanches, col en Gutta-Percha Ferrée, qui a pour objet de redresser la tête en prenant point d'appui sur les épaules maintenu par un corset ordinaire *sans aucune compression*, électrisation des muscles qui soutiennent la colonne vertébrale, soulagement immédiat, respiration plus facile : amélioration de l'hématose et par conséquent coloration de tout le corps, santé meilleure. Exercices de toutes espèces, continués pendant longtemps, redressement progressif de la colonne vertébrale, allongement du corps de 14 centimètres en l'espace d'une année tandis qu'avant le traitement les parents remarquaient le raccourcissement progressif du buste du jeune César. Parmi les exercices, il en est un d'un effet très-puissant et qui ne peut être suppporté que par les personnes qui font usage d'appareils en Gutta-Percha Ferrée, c'est la gymnastique du corps suspendu par les aisselles dans une grande serviette, logée dans les rebords des appareils qui soutiennent le poids du membre supérieur, ces exercices faits pendant quinze à vingts minutes ont pour effet d'allonger toutes les attaches des vertèbres et contribuent beaucoup au redressement, et ce qui paraîtra étonnant au premier abord sont recherchés par les personnes atteintes de déviations de la colonne vertébrale. Aujourd'hui 15 Mai 1859, le jeune César Hardouin est dans un état de santé parfaite. La tête ne retombe plus sur la poitrine et le dos est dans une direction qui approche de la verticule. Cependant nous devons dire que la 7me vertèbre cervicale qui faisait un angle considérable suivi de la retraite de la 8me vertèbre, est encore un peu proéminente, mais nous pensons que la continuation du traitement remédiera à cette difformité.

N° 565. — M. Ryo, 52 ans, fabricant de mécaniques à jacquart, deux doigts sciés à la scie circulaire le 24 Février 1858, Gutta-Percha Ferrée, continuation du travail, guérison le 15 Mars 1858.

N° 566. — DELERUE Louis, 43 ans, foreur Vancastile, doigt médius écrasé. Le 3 Février 1858, doigt artificiel en Gutta-Percha Ferrée, guérison le 18 Février 1858.

N° 567. — GRAVELINES Marie, 17 ans, rétraction de l'aponévrose plantaire et formation d'un pied-bot gauche. Le 13 Novembre 1857, appareil en Gutta-Percha Ferrée, électrisations des muscles fléchisseurs du pied, marche plus facile et redressement du pied, qui acquiert un peu à la fois une forme normale.

N° 568. — LEFEBVRE, de Tourcoing. 14 ans, coxalgie fémorale, rétraction des muscles fléchisseurs de la cuisse. Le 27 Janvier appareil en Gutta Percha Ferrée moulé sur la hanche et la cuisse produisant l'extension et maintenu par une ceinture élastique : pose d'un talon au soulier, marche immédiate plus facile, cessation des douleurs articulaires.

N° 569. — POISSONNIER, de Lannoy, contre-maître. 30 ans, écrasement de l'auriculaire presqu'entièrement séparé de la main le 30 Janvier 1858, réapplication des lambeaux, doigt artificiel en Gutta-Percha Ferrée, guérison le 28 Février 1858.

FIN.

www.ingramcontent.com/pod-product-compliance
Ingram Content Group UK Ltd.
Pitfield, Milton Keynes, MK11 3LW, UK
UKHW020126200726
13856UKWH00002B/759

9 782013 624732